常见病传承老药方丛书

U0038809

高血压传承老药方

GAOXUEYA CHUANCHENG LAOYAOFANG

主 编 蔡向红

中国科学技术出版社

·北 京·

图书在版编目（CIP）数据

高血压传承老药方 / 蔡向红主编 . -- 北京 ：中国科学技术出版社，2017.12

（常见病传承老药方丛书）

ISBN 978-7-5046-7665-8

Ⅰ . ①高… Ⅱ . ①蔡… Ⅲ . ①高血压—验方—汇编 Ⅳ . ① R289.5

中国版本图书馆 CIP 数据核字 (2017) 第 226375 号

策 划 编 辑	崔晓荣
责 任 编 辑	黄维佳
装 帧 设 计	北京千千墨香文化发展有限公司
责 任 印 制	马宇晨

出　　　版	中国科学技术出版社
发　　　行	中国科学技术出版社发行部
地　　　址	北京市海淀区中关村南大街 16 号
邮　　　编	100081
发 行 电 话	010-62173865
传　　　真	010-62173081
网　　　址	http://www.cspbooks.com.cn

开　　　本	720mm×1000mm　　1/16
字　　　数	220 千字
印　　　张	14.25
版　　　次	2017 年 12 月第 1 版
印　　　次	2017 年 12 月第 1 次印刷
印　　　刷	北京盛通印刷股份有限公司
书　　　号	ISBN 978-7-5046-7665-8/R · 2099
定　　　价	38.00 元

内容提要

　　高血压是在中老年群体中发病率极高的一种常见病，且有年轻化的趋势，但很多患者对这种疾病的发病原因、防范措施、治疗方法并不了解。根据中医辨证论治的原则和现代医学辨病的方法，我们对高血压进行了临床和理论研究，精选了我国名老中医300余首药方。这些药方具有用之有效、操作简便、不良反应少等特点，临床使用疗效显著，深受广大医家和患者喜爱。本书内容翔实，通俗易懂，适合中医药从业人员参考，也可供患者及家属阅读。

《常见病传承老药方丛书》

编委会名单

主　编　蔡向红

副主编　赵国东　吴　凌

编　者　李书明　　　李　达

　　　　李喜军　　　呼宏伟

　　　　孙卫甫　　　孙瑞娟

　　　　尤燕霞　　　关俊如

　　　　刘美如　　　康志广

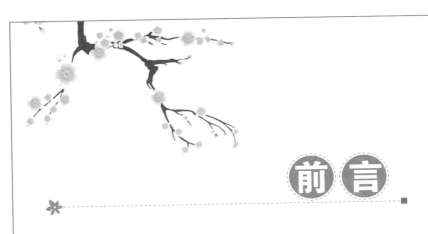

前言

　　高血压是一种常见病，多发病。我国在2007年进行了全国大规模的抽样普查，15岁以上人群高血压总患病率为7.89%。2012年又进行了第二次抽样普查，高血压的患病率为11.6%，较上一次调查有明显增加。

　　高血压患病率随年龄增长而升高；女性在绝经前患病率略低于男性，但在绝经后迅速升高，甚至高于男性；高纬度寒冷地区患病率高于低纬度温暖地区，高海拔地区高于低海拔地区；并且与饮食习惯有关，盐和饱和脂肪摄入越高，平均血压水平和患病率也越高。

　　高血压的最初多为疲乏，时有头晕，记忆力减退，休息后可消失。血压明显升高时，可出现头晕加重，头痛甚至恶心、呕吐。尤其在劳累或情绪激动时引起血压迅速升高时，症状明显。但是有的患者即使血压很高也没有症状，这是需要特别注意的。

　　中医治疗高血压采取辨证论治的原则，对缓解症状、稳定血压有一定的帮助。在辨证论治的基础上选用一些中药，有利于减少高血压靶器官心肾并发症的发生率和病死率。简单地说，在防治心血管疾病方面；中药在某一作用方面可能不及西药，但是往往显示出多靶点的综合效应，体现了中医药的整体特色优势。

　　本书精选了300余首药方，这些药方用药严谨，选药精练，具有平肝潜阳、清热化痰、滋阴养肾、补血益气、解痉息风、养血活络等功效，在治疗高血压的同时还可控制心、脑、肾等重要器官的器质性病变，并可消除因高血压而引起的头晕失眠、四肢乏力、精神不振、易烦躁等症状，起到了综合治疗高血压的作用，故能使患者在短期内解除病痛，其最大的优点就是能达到从根本上缓解高血压，使血压平稳下降后不易再回升，解决了化学药物需长时间服用的弊端。

本书在编写的过程中参考了大量的文献资料，在此谨向有关的作者和中医名师表示感谢。由于我们的水平有限，书中难免有不当之处，希望广大读者和中医专家提出宝贵意见，以便下次修订。

编　者

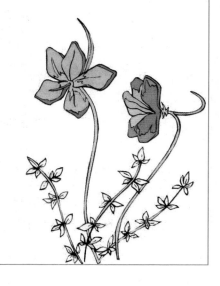

目 录

Contents

第一章　老年高血压

补肾地黄丸（李宁方）/ 001

双胶合剂（侯茗方）/ 002

益母草降压方（张振海方）/ 003

枸杞脉压汤（刘再朋方）/ 004

甘草降压饮（刘正隆方）/ 005

滋肝养肾汤（周士杰方）/ 006

养心安神汤（崔安军方）/ 007

大补地黄汤（郭维维方）/ 008

六味地黄丸（郑焕文方）/ 010

加味八珍汤（路志正方）/ 011

活血化瘀汤（刘再朋方）/ 012

祛火消瘀饮（李征方）/ 014

平肝化瘀方（乔华方）/ 015

菊花平肝汤（杨秀明方）/ 017

养血活血汤（蔡樊戈方）/ 018

肝肾阴虚汤（宁贵杰方）/ 019

补肾益精方（陈双全方）/ 021

活血化瘀汤（李桂文方）/ 022

益气健脾方（张其善方）/ 023

益母草汤加减（夏惠明方）/ 024

滋肾养肝汤（潘子毅方）/ 026

疏肝活血汤（路志正方）/ 028

第二章　原发性高血压

第一节　肝肾阴虚型 / 030

六味地黄丸（郭太平方）/ 030

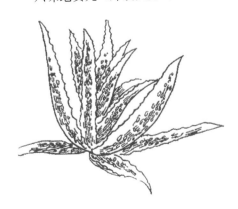

目录

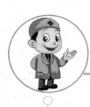

镇肝息风汤（张锡纯方）/ 031

归芍地黄汤（秦景明方）/ 032

加味四草汤（王文海方）/ 033

利湿舒肝方（张世珍方）/ 034

六味地黄丸加味（黄家山方）/ 035

养血补肾汤（吴一飘方）/ 036

补肾活血方（李艳茹方）/ 038

活血降压汤（高爱芝方）/ 039

通络止痛方（刘竹生方）/ 041

菊花降压散（牛坚方方）/ 042

第二节　肝阳上亢型 / 043

平肝泻火降压汤（谢金荣方）/ 043

镇肝息风汤（张锡纯方）/ 044

多味建瓴汤（赵永祥方）/ 045

滋阴凉血汤（陈正玲方）/ 046

滋阴养肝汤（高尚华方）/ 047

育阴潜阳方（石学敏方）/ 048

珍珠降压汤（李卫方）/ 049

清肝泻火汤（张倩君方）/ 050

养血健脾方（黄娟方）/ 051

清热活血饮（张贵有方）/ 052

补益肝肾汤（孙文山方）/ 053

第三节　痰浊内蕴型 / 054

党参降压汤（石印红方）/ 054

健脾化痰汤（韦立仁方）/ 056

半夏白术天麻汤（焦良山方）/ 057

化痰息风汤（王樟连方）/ 058

化痰降压汤（马家祥方）/ 059

补肾化痰汤（冯光荣方）/ 060

祛痰活血方（李现林方）/ 061

第四节　阴阳两虚型 / 062

当归降压汤（刘红丽方）/ 062

祛湿化痰汤（周彩云方）/ 063

补肾填精方（朱晓鸣方）/ 064

补肾助阳丸（刘国庆方）/ 066

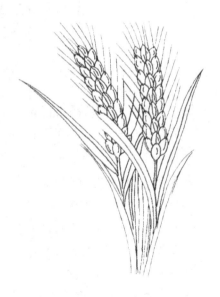

温补肾阳汤（康红霞方）/ 067

平肝降压方（张昱方）/ 068

人参降压汤（吴生员方）/ 069

牡丹降压丸（许建安方）/ 070

右归饮（张蓓莉方）/ 071

养血安神汤（吴华蓉方）/ 072

第五节　瘀血内停型 / 074

益母草活血降压方（汪顶安方）/ 074

山楂活血汤（朱淑梅方）/ 075

辛凉升散汤（朱小花方）/ 076

活血祛瘀汤（程宏刚方）/ 077

养血地龙汤（李俊荣方）/ 079

天麻息风汤（王拥军方）/ 080

益气活血方（郝芬兰方）/ 081

活血降压方（王福林方）/ 082

第六节　气血亏虚型 / 083

黄芪定眩汤（刘秀梅方）/ 083

首乌降压汤（崔明业方）/ 084

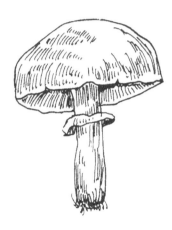

健脑安神活血汤（郭子朋方）/ 086

健脾四草汤（孔伟刚方）/ 087

菊花养肝汤（岳同军方）/ 088

多味降压汤（范正文方）/ 089

补阳活血汤（章进方）/ 090

第三章　高血压并发症

第一节　高血压并发高血脂 / 092

清肝明目丸（姜凌雪方）/ 092

加味龙骨温胆汤（刘伟琪方）/ 093

息风天麻汤（杨秀姣方）/ 094

养肝健脾方（赵志华方）/ 095

养肝健脾方（袁升平方）/ 096

健脾化痰饮（宋秀成方）/ 097

丹参温胆汤（施丕安方）/ 098

决明平眩汤（肖志兵方）/ 099

第二节　高血压并发失眠 / 100

养心安神汤（李军山方）/ 100

茯神安神汤（梁彩云方）/ 101

双味安神汤（夏桂林方）/ 102

地黄安神汤（梁爱珍方）/ 103

半夏温胆汤（何永生方）/ 104

安神平肝汤（王德林方）/ 105

第三节　高血压并发眩晕 / 107

白术定眩汤（姜冰月方）/ 107

疏肝降压汤（金明文方）/ 108

安神化瘀汤（李庆杭方）/ 109

解郁养肝汤（杨乔宾方）/ 110

息风止眩汤（杜世辉方）/ 111

平肝降压汤（孙效会方）/ 111

平肝息风汤（吕承文方）/ 112

化瘀地黄汤（张曼方）/ 113

第四节　高血压并发冠心病 / 115

丹参通冠汤（张小岗方）/ 115

半夏汤加味（关艳方）/ 117

首乌降压汤（崔译英方）/ 117

八味肾气汤（田卫国方）/ 119

目录

黄芪养心汤（杨景周方）/ 121

第五节 高血压并发脑血管疾病 / 122

丹参防风汤（靳士华方）/ 122

补肾补阳汤（孙文山方）/ 124

补气健脑汤（于秀兰方）/ 125

通便降压汤（徐仁方）/ 126

活血化瘀汤（赵喜连方）/ 128

清热化痰汤（郭中元方）/ 129

补气活血汤（于文敏方）/ 130

第四章 继发性高血压

第一节 肾性高血压 / 132

黄芪补血汤（谢文英方）/ 132

平肝化瘀汤（易君山方）/ 134

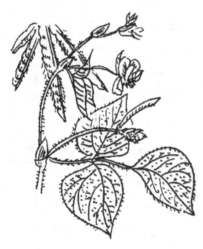

生地降压汤（李守贤方）/ 135

益气养阴汤（赵永胜方）/ 136

济生肾气汤加味（李仕顺方）/ 137

温补肾气丸（乔科梅方）/ 137

补气镇肝降压汤（余晓龙方）/ 138

清热解毒汤（郑巨校方）/ 140

益气地黄汤（黄晨七方）/ 141

第二节 妊娠高血压 / 142

疏肝解郁丸加味（崔恒军方）/ 142

天冬降压汤（关俊芳方）/ 143

天麻化痰方（崔智攀方）/ 145

平肝养血汤（李丽欣方）/ 146

健脾白术散（孙鲁川方）/ 147

养血平肝汤（赵兴元方）/ 148

牛膝降血汤（李泽超方）/ 149

第三节 主动脉狭窄高血压 / 150

决明必通汤（朱小花方）/ 150

杜仲降压汤（尹青文方）/ 151

活血化痰汤（崔家豪方）/ 152

平肝钩藤饮（张秀丽方）/ 154

滋肾养阴汤（牛晓月方）/ 155

红花活血汤（张庆伟方）/ 156

天麻钩藤饮加减（张现伟方）/ 157

活血化瘀散（康芳心方）/ 159

第五章 名医名方降血压

菊花清眩汤（王慧英方）/ 161

加味牛膝汤（周次清方）/ 162

天麻汤（王其飞方）/ 163

平压汤（祝谌予方）/ 164

茵陈五苓散（李秀林方）/ 165

高血压传承老药方

升清降浊汤（柴浩然方）/ 166

决明降压汤（陈鼎祺方）/ 167

护心降压煎 2 号（李振华方）/ 168

行气活血汤（姜琦方）/ 169

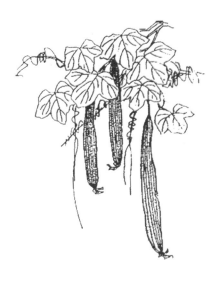

活血化瘀汤（汪履秋方）/ 170

补肾降压汤（程志清方）/ 171

桂附地黄汤加味（董建华方）/ 172

化痰安神汤（盛国荣方）/ 172

化痰通络汤（印会河方）/ 173

杜仲降压汤（朱良春方）/ 174

第六章　一味草药降血压

灵芝，降压滋补饮品 / 176

黄芪，降压补气长寿药 / 177

菊花，明目降压 / 179

荷叶，消暑降压 / 180

天麻，保护心脑血管 / 182

决明子，明目补肾降血压 / 183

钩藤，降压不宜久煎 / 184

何首乌，益寿降压 / 185

绞股蓝，降脂减肥降压 / 186

枸杞子，延年益寿 / 187

菟丝子，补肾固精降压 / 189

夏枯草，不可多得的降压茶 / 190

杜仲，壮筋骨补肝肾 / 190

淫羊藿，更年期高血压的良药 / 192

葛根，解痉降压 / 193

第七章　家庭药膳降血压

葛根粳米粥 / 195

天麻钩藤茶 / 195

麦冬芹笋 / 196

清脑羹 / 196

陈皮炒兔肉 / 196

银叶红枣绿豆汤 / 197

夏枯草煲猪肉 / 197

海带莲藕粥 / 198

银耳杜仲熬灵芝 / 198

香菇酒 / 198

双地菊花酒 / 199

芹菜炒香菇 / 199

天麻鱼片 / 200

黑木耳煮柿饼 / 200

银夏茶 / 201

天麻炖甲鱼 / 201

菊花肉片 / 201

麻油芹菠菜 / 202

竹笋槐花煎 / 202

芹菜豆腐羹 / 203

核桃仁拌芹菜 / 204

海蜇荸荠 / 204

荠菜豆腐羹 / 204

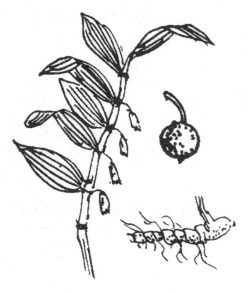

番茄拌牛肉 / 203

水芹炒肉丝 / 203

第八章　中医特色疗法

涌泉穴贴敷降血压 / 206

脐外敷降压方 / 207

中药足浴降血压 / 208

足部按摩降血压 / 209

卵石行走降压 / 210

头部按摩 / 210

耳部按摩 / 211

刮痧疗法降血压 / 212

导引疗法 / 213

练习放松降压功 / 214

民间偏方疗法 / 215

高血压 传承老药方

第一章 老年高血压

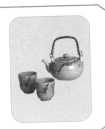

☯ 补肾地黄丸（李宁方）

【组成】怀牛膝、桑寄生、菟丝子各 11g，熟地黄、山茱萸、山药各 16g，茯苓、泽泻各 7g。

【用法】每日 1 剂，水煎服，分早、晚各 1 次温服。

【功效】温补肾阳，调和阴阳。适用于阴阳皆虚，肾阴亏损，肾阳虚弱之证。症见眩晕或头部空虚感，头晕头痛，耳鸣，心悸，胸闷，动则心慌，腰膝酸软，倦怠乏力，手足不温，面色潮红或暗淡，健忘，嗜睡或失眠，夜尿频多或尿失禁，双下肢或有水肿，舌质黯淡，苔少或薄白滑腻，脉沉细弦。

【方解】本病的发生与年龄有一定的关系，老年人年高体衰，肾虚精亏，虚阳失潜或阴虚及阳以至阴阳失衡，水火难济，形成以阴虚阳亢，阴阳皆虚为主的病因病机，基本方采用熟地黄、山茱萸、山药益血养精，滋阴补肾，牛膝、桑寄生、菟丝子加强滋补肝肾之力，茯苓、泽泻利水渗湿。研究表明，牛膝、桑寄生、泽泻具有降低血压的作用，而补肾药能作用于下丘脑，提高机体免疫功能，并能大大延缓其某些功能的老年性改变。

【加减】偏阳气虚加红花、肉桂、黄芪；偏阴虚火旺加黄柏、知母、龟甲；失眠加酸枣仁、首乌藤；夜尿多加桑螵蛸、锁阳；下肢水肿加益母草、车前子；兼血瘀加丹参、泽兰。

【验案】何某，男，72 岁。1996 年 3 月 15 日来医院就诊。主诉头晕、健忘、头痛 10 余年，加重 10 天。患者素有高血压病史 10 余年，时有头晕头痛，未经正规治疗。1995 年，患者因高血压引起眼底出血，之后一直服用硝苯地平 20mg，每日 3 次，血压维持在 140～145/85～90mmHg。几天前，因妻子去世，悲伤劳累，头晕头痛加重，自己加大硝苯地平用量为每日 80mg，效果不佳；今求治，症见：头晕，头痛，健忘心悸，胸闷，动则加剧，体怠乏力，失眠，夜尿频多、手足不温。查体：舌淡胖，苔薄白，脉弦细。血压 191/93mmHg，诊断为老年高血压，证属肾阳俱弱，阴阳失调。治以温补肾阳，调和阴阳。药用基本方，加黄芪 28g，肉桂 7g，制附子 7g，益智仁 16g，酸枣仁 18g；5 剂水煎服，每日 1 剂，分早、晚空腹温服；同时口服硝苯地平 20mg，每日 3 次。3 月 20 日复诊，头痛、心悸消失，余症大轻，舌淡胖，苔薄白，脉仍细，血压 147/90mmHg。效不更方，继服上药 5 剂，同时口服硝苯地平 20mg，每日 3 次；3 月 25 日再诊，除睡眠仍差外，余症基本消失，血压 137/88mmHg，改用二诊方 6 剂量研末加工成蜜丸，每丸 14g，早、晚各 1 丸，连服 3 个月，同时口服硝苯地平 20mg，每日 3 次。半年后随访，患者血压一直稳定在正常范围。

☯双胶合剂（侯茗方）

【组成】鹿角胶 38g，龟甲胶 38g，天麻 16g，熟地黄 18g，山茱萸 16g。

【用法】水煎服，每日 1 剂，每日 3 次，20 天为 1 个疗程。后 3 味药水煎与龟甲胶、鹿角胶烊化后同服。

【功效】填精补肾，益髓养脑。适用于老年高血压。

【方解】方中鹿角胶、龟甲胶滋肾填精，为主药；辅以天麻、熟地黄、山茱萸益气活血，补脾固精。诸药合用，相辅相成，共奏滋补肝肾之效。

【加减】伴阳亢者加钩藤 16g，龙齿 38g；如伴痰浊者加半夏 14g，白术 16g；伴血瘀者加水蛭 14g，蒲黄 16g。

【按语】中老年人随着年龄的增加，高血压的患病率明显升高，其与脑卒中、心肌梗死、充血性心力衰竭及肾功能不全等疾病的发生有直接联系。中老年人由于肾精不足，不能上充于脑而导致血压升高，并出现头晕目眩、健忘等临床症状，本着中医"脑为髓之海""髓海不足则脑转耳鸣"的原则，立足于填精补肾，益髓养脑，重在补肾为其治疗大法，创立了本方，经 40 例的临床观察，总有效率为 95%，与其功能、适用证相符。观察过程中发现，本方的降压作用持续时间较长，但出现降压的时间较晚。

益母草降压方（张振海方）

【组成】钩藤（后下）28g，天麻 14g，决明子 28g，杜仲 14g，桑寄生 14g，川牛膝 11g，益母草 14g，杭白芍 14g，生山楂 14g，首乌藤 14g。

【用法】每日 1 剂，水煎服，分 3 次服用。15 剂为 1 个疗程，一般治疗 1～3 个疗程。

【功效】平肝潜阳，清热祛火。适用于老年高血压肝阳上亢型。

【方解】本方针对高血压病理特点，以平肝潜阳为主，多用于实证高血压患者。其中天麻、钩藤、决明子平肝潜阳；杜仲、桑寄生补益肝肾治其本；益母草活血利水；川牛膝引血下行，引药下行可利肝阳平降；杭白芍、生山楂柔肝化瘀；首乌藤安神定志。肝热重者加黄芩、栀子、夏枯草可泻其热；阴虚者配生地黄、枸杞子、菊花用于清热养阴、平肝明目。全方配伍可以有标本兼治，滋阴潜阳的作用。现代药理研究表明，天麻、钩藤、决明子、杜仲、桑寄生、益母草等均有降压功效；生杭白芍、生山楂能改善血液循环降低血脂。因此，本方可以起到综合降压作用，对原发性高血压I期尤为适用。

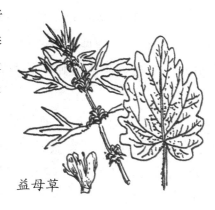

益母草

【按语】肝热上冲者，临床以眩晕、头痛、口苦、舌红苔黄为特点，基本方加黄芩、党参、夏枯草；肝肾阴虚、阴虚阳亢者，临床以头晕眼花、腰膝无力、五心烦热、舌红少苔、脉弦细数为特点，去决明子，加柴胡、生地黄、枸杞子。

【验案】田某，70岁。1995年5月7日来医院就诊。患高血压2年，症见头痛头晕、健忘、烦躁易怒、面红目赤、心悸耳鸣、口苦无津、溲黄便秘、舌红苔黄、脉弦数强劲有力。查：心率90/min，血压 24/14.6kPa（180/110mmHg）、双眼底正常，血常规、尿常规、血脂均正常，心电图检查未见异常。西医诊断：原发性高血压Ⅰ期；中医辨证：肝火上冲、肝阳上亢型。治则平肝潜阳、清热祛火。用益母草降压方加夏枯草、炒栀子、黄芩各14g。水煎服，每日1剂，连服14剂后症状明显改善，继服2个疗程后血压 20/12kPa（150/90mmHg），症状基本解除。随访3个月，血压没有升高。

☯ 枸杞脉压汤（刘再朋方）

【组成】枸杞子18g，何首乌18g，菟丝子18g，女贞子18g，益母草18g，昆布18g，龙胆16g，牡丹皮16g，夏枯草16g，青木香

16g，沙参 16g，红花 11g，桑寄生 11g，山楂 11g，泽泻 11g，炒酸枣仁 11g。

【用法】每日 2 次，水煎内服。

【功效】养阴补虚。适用于老年高血压动脉硬化症。

【验案】胡某，男，69 岁。1983 年 10 月 10 日来医院就诊。2 年来常觉头痛头晕，健忘失眠，腰酸肢麻，身重乏力，五心烦热，心悸多梦，易躁善怒。曾 5 次到外地医院治疗，血压常在 22.7～25.3/12.0～16.0kPa（170～190/90～120mmHg），胆固醇在 6.24～7.12mmol/L，诊断为高血压动脉硬化症。在用利舍平、降压灵、地巴唑、益寿宁、肌醇、双氢克尿噻及维生素类药治疗期间，血压和胆固醇明显下降，但疗效没有巩固，停药后不久，血压复升。经几次反复，导致病情恶化，出现口苦口干，饮食无味，胸腹闷塞，左半身无知觉，左上下肢酸软沉重、抬手无力、活动受限，走路如踩棉花一样。查：血压 190/130mmHg，胆固醇 6.97mmol/L，舌红苔黄少津，脉弦数。证属肝肾阴虚，心脾不足。治则滋补肝肾、清肝降火、调胃健脾、通经活络。方用脉压汤，两日 1 剂，10 剂后上症明显减轻，血压 20.0/13.3kPa（150/100mmHg），原方加当归 38g，鸡血藤 16g，川牛膝 14g。继服 15 剂，上症俱消，血压 135/87mmHg，胆固醇 3.85mmol/L，又进 6 剂巩固疗效。每年随访 3 次，血压维持在 17.3～18.7/10.7～12.0kPa（130～140/80～90mmHg）之间。

☯ 甘草降压饮（刘正隆方）

【组成】竹叶、甘草、灯心草各 14g，生地黄 16g，白茅根、白芍、丹参各 11g，益母草、夏枯草、豨莶草各 18g，石决明、菊花各 8g。

【用法】每日 1 剂，水煎服。分 2 次服用。

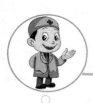

高
血
压
传
承
老
药
方

【功效】平肝息风。适用于老年高血压。

【方解】方中生地黄、丹参益气解郁，活血化瘀；竹叶、白茅根疏肝理气，清热通络；灯心草、白芍、益母草行气活血，疏肝解郁；甘草、豨莶草柔肝通络，和中健脾；石决明、菊花清热泻火。诸药伍用共奏疏肝解郁、行气活血、清热利湿之功效，用于老年高血压等的治疗。

【加减】兼头痛者加钩藤、蔓荆子；大便秘结者加生大黄、升麻；血脂高者加山楂、苍术；阴虚甚者加麦冬、五味子、川贝母、女贞子。

【验案】李某，男，68岁，退休人员。1997年5月12日就诊。因反复头晕头痛2年余，发作5天而就诊。述头晕头胀的发作与情绪及劳作有关，病发时伴有面红烘热，心悸失眠、口苦、小便赤等。曾无规则地服用降压药，如复方罗布麻片、硝苯地平、尼群地平等，多次检查血压均未恢复正常。来医院就诊：头晕头胀但不痛，心烦，失眠，口苦小便黄等。口不渴，无便秘，形体略肥胖，话多且声高，面色红润，舌赤，苔薄黄，脉滑略数。心律齐，无杂音，心电图正常，血总胆固醇、三酰甘油正常，经诊断：高血压I期，中医辨证为心火亢盛型。治则清心降火，活血利水。药用生地黄、甘草、竹叶、灯心草、白茅根、白芍、川连、夏枯草、丹参、豨莶草、益母草、石决明、菊花。水煎分3次服，每日1剂。宜清淡饮食，休息调神。二诊：服药后头晕头胀减轻，心情舒畅，易入睡，小便量增多，但晨起仍有口苦，舌红，苔薄黄、脉滑，原方6剂续服。三诊：症状消失，小便渐清，口不苦已生津，舌尖略红，苔薄白润，脉滑，血压趋于正常，用上方略事增减，嘱煎汤代茶饮用2个月以善其后，其间连续多次复查血压均在正常范围。1年后追访，血压未见升高，一切正常。

☯ 滋肝养肾汤（周士杰方）

【组成】桑寄生18g，益母草60g，杜仲18g，甘草6g。

【用法】每日 1 剂，水煎，分 3 次服。

【功效】滋肝养肾。适用于高血压，产后血压高尤有效验。

【方解】方中重用益气活血，清热息风之品，辅以健脾利湿，养血通络之药，既能祛风化痰，又能宁心安神，使肝阳得平，内风息除，心神安守，诸证自解。

【加减】头痛甚加夏枯草 11g，钩藤 18g，生白芍 26g，生牡蛎 28g；阴虚甚加千日红 11g，川石斛 16g，大生地黄 16g。

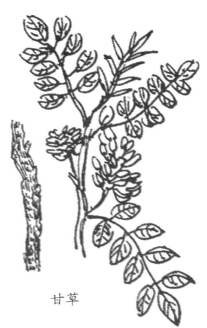

甘草

【验案】王某，男性，70 岁。有长达 30 年之久的顽固性头痛，甚为苦恼，长期服用镇痛药。疼痛的部位为前头部偏右侧处以及左侧的颊部。从 8 年前血压开始增高，收缩压为 26.7kPa（200mmHg），半个月前开始出现右面部麻木及语言障碍，患者万分忧虑。经检查，营养状态尚可，面部无明显变化，微带褐色，较干燥，脉弦劲有力，无舌苔，腹部稍膨满，心下部有闷胀感，食欲一般，大便每 7 天 1 次。投予本方加防风通圣散，服 3 日后头痛已轻，语言障碍及面神经麻痹也见好转，已不需服用头痛药。服药 3 个月后血压降至正常。此后以 5 日量，服 3 个月左右，约服 1 年，其病无复发。

☯ 养心安神汤（崔安军方）

【组成】桂枝 11g，茯苓 18g，炒白术 11g，炙甘草 6g，天麻 14g，川牛膝 14g，半夏 11g，黄芪 28g，陈皮 6g。

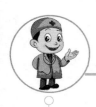

【用法】水煎服，每日1剂，分2次服用。

【功效】利水温阳，化痰止眩。

【方解】本方来自张仲景《伤寒杂病论》，由茯苓、桂枝、陈皮、白术、甘草组成，具有温阳化气、健脾利水的功效，适用于脾阳不足、气不化水、聚湿成饮的痰饮病，为"病痰饮者，当以温药和之"的代表方剂。《金匮要略·痰饮咳嗽病脉证并治》云："心下有痰饮，胸胁支满，目眩者，苓桂术甘汤主之。"方中茯苓甘淡利水，补脾健胃，养心安神；桂枝通阳消阴，浊气降冲，补心阳而制水寒，与茯苓配合相得益彰；白术补脾协助茯苓以运化水湿；炙甘草助桂枝上达心阳，滋补脾胃之气；更加黄芪益气健脾利水；半夏、陈皮化痰降浊；天麻补虚止眩；牛膝引血下行。全方具有温阳利水，化痰止眩的功效。

【按语】老年人单纯收缩期高血压属中医学"眩晕""头痛"的范畴。中医学认为，体脏衰微，体质阴阳偏盛偏衰，气血虚损为内在因素；久病过劳，情志不畅，或饮食不节，嗜好烟酒等为外在因素，从而导致脏腑虚损，其中尤以中阳虚损，中焦运化失司，痰湿内生为主要病机。痰湿中阻是糖尿病发病的主要病机。脾阳不足则土不制水，可致阳虚水气上逆。其病理变化在肝，根源在肾，关键在脾。因此，《丹溪心法》提出"无痰则不作眩"。《景岳全书》则强调"无虚不能作眩"。

☯ 大补地黄汤（郭维维方）

【组成】熟地黄16g，黄柏16g，当归11g，山药11g，枸杞子11g，知母8g，山茱萸8g，白芍8g，生地黄14g，肉苁蓉6g，玄参6g，桑寄生16g，杜仲16g。

【用法】每日1剂，水煎服，分2次，上、下午各服1次。并同

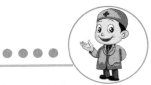

时服用非洛地平片5mg，每天上午服用1次。1周为1个疗程，观察4个疗程。

【功效】潜阳育阴，滋肝养肾。

【方解】本方出自《景岳全书》之大补地黄汤，原是治疗精血枯燥症，是由具有降压作用的六味地黄汤加减化裁而成，而肝肾阴虚型高血压患者多为中老年人，大多正气已虚，肾精少乏，肝肾阴虚是其主要矛盾，而主要由黄柏、肉苁蓉、熟地黄、当归、桑寄生、山药、枸杞子、知母、山茱萸、白芍、生地黄、玄参、杜仲等药物组成的加味大补地黄汤正是由六味地黄丸（汤）加减化裁而成。六味地黄汤是补肾阴之方，加味后即成为具有育阴潜阳，滋养肝肾之方，多数药物据药理实验，有降压作用。实践证明运用上方治疗中老年人高血压，在降低血压、改善症状方面疗效满意。

【加减】头重脚轻者加葛根28g。

【验案】何某，女，60岁。2005年11月来医院就诊。患高血压5年，近1年来感头昏耳鸣，失眠健忘，心烦易怒，口苦，失眠健忘，记忆力下降，血压23.94/15.96kPa（180/120mmHg），经服药治疗血压降而不稳，前来我科就医。头胀头痛，眩晕耳鸣，每因烦劳或情绪而加重，失眠健忘，手足心发热，口干且苦，舌红少苔，脉细数。血压25.93/15.96kPa（195/120mmHg），心率92/min，心律齐，未闻及病理性杂音，西医诊断为高血压3级高危组。辨证系肝肾阴虚，水不涵木，肝阳上扰清窍，以育阴潜阳息风法治疗。用基本方加味：黄柏16g，熟地黄16g，当归11g，山药11g，枸杞子11g，知母8g，山茱萸8g，白芍8g，生地黄14g，肉苁蓉6g，玄参6g，桑寄生16g，杜仲16g。每日1剂，水煎早、晚各1次服用。并同时服用非洛地平片5mg，每天中午服用1次。1周为1个疗程，连服1个疗程，血压降至16.96/11.04kPa（127.5/83mmHg），临床治愈，继续治疗5个疗程，以巩固疗效。

第一章 老年高血压

【按语】高血压多发生于老年人，一般病史较长。中医学认为其常由脏腑阴阳平衡失调所致，其病变以本虚标实为多。本虚指阴阳气血不足，只因"年过半百，阴气自衰"，所以肝肾阴虚较多见。随着病情的发展，阴损及阳最终导致阴阳皆虚。标实包括风、火、痰、瘀等，常兼夹为患，特别是"初病气结在经，久则血伤入络"，瘀血贯穿于其病的全过程。临床常见的有肝阳上亢、阴虚阳亢、肝肾阴虚、痰浊中阻、血脉瘀阻、阴阳两虚等。对高血压应根据患者症状、舌脉变化，从整体观念出发，进行有针对性的立法用药。

☯ 六味地黄丸（郑焕文方）

【组成】干地黄、山药、山茱萸、泽泻、茯苓、桂枝、制附子、牡丹皮各 14g，仙茅、淫羊藿各 16g。

【用法】水煎服，每日 1 剂，早、晚各 1 次分服。4 周为 1 个疗程，连用 2 个疗程。

【功效】滋肝补肾，温补肾阳。

【方解】方中的地黄滋肝补肾；山茱萸、桂枝、制附子、山药滋补胃脾，辅助滋用肾中之阴；泽泻、茯苓利水渗湿；牡丹皮清泻肝火，与温补肾阳药相配，旨在补中寓泻，以使补而不腻；仙茅、淫羊藿既可以温肾助阳又能降血压，在滋阴中纳入温阳药，意不在补火，而在微微生火，即生肾气，其目的在于"益火之源，以消阴翳"。正如张景岳所说："善补阳者，必于阴中求阳，则阳得阴助而生化无穷。"全方共奏滋补肝肾，温肾助阳，切合病机，大收良效。

【加减】合并冠心病、左心室肥大劳损者加瓜蒌薤白半夏汤；合并心力衰竭者加葶苈大枣泻肺汤或真武汤；合并中风偏瘫者加补阳还五汤。

【按语】老年高血压在中医学属"眩晕""头痛"范畴，病在肝肾上，生理上"肝肾同源"，病理上两者既可相互为病，又可先后同病也。肝肾互根，病久阴损及阳，正如《理虚元鉴》所云："阴虚之人阳亦虚。"阳弱则寒，故患者有全身和手足畏寒怕冷的表现，辨证以阳虚为主，治疗首选金匮肾气丸。唯方中桂枝含挥发油，

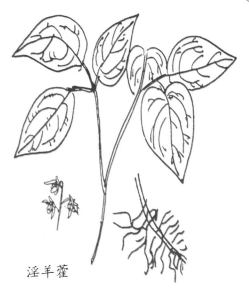

淫羊藿

辛香走窜，有中枢性及末梢性扩血管作用，皆能影响血液循环；制附子含生物碱，可影响心脏、血压、血管的稳定平衡，甚或升高血压，且其味辛性烈，况本症虽系阴虚之人阳亦虚，"终是阴虚为本"（《理虚元鉴》），故桂枝、制附子弃之不用。

加味八珍汤（路志正方）

【组成】党参、泽泻各18g，茯苓16g，炙甘草6g，熟地黄、当归、白芍、川芎、白术、天麻各14g。

【用法】制成150ml煎剂2袋，每次1袋，每日1剂，每日2次温服。5周为1个疗程。

【功效】养血补气，健脾养胃，平肝息风。

【方解】方剂中选用党参、白术、茯苓、炙甘草即四君子汤补气益脾。脾为身体之本，益脾则气血化生有源。脑为身体髓海，髓属肾中精气所化生，"精血皆同源"，血虚则精亦虚，给予熟地黄、当归、白芍、川芎即四物汤补血生精。脾虚肝旺，"诸风掉眩，皆属于

肝",故加用甘平柔润的天麻入肝经,平息肝风,兼有祛痰作用。因脾虚无常,聚湿生痰,《丹溪心法·头眩》中指出"无痰则不作眩"。《金匮要略》曰:"心下有支饮,其人苦冒眩,泽泻汤主之。"加用泽泻利水渗湿,水湿即除,则可眩止,《中国医学大辞典》谓泽泻有使清气上升而除头目诸疾之功,且泽泻必须用量较多,方可奏效,无不良反应。诸药合用,旨在补气养血、健运脾胃,兼能平肝息风,祛痰止眩,标本兼顾,经过临床观察,加味八珍汤治疗气血亏虚型高血压病,疗效满意。

【验案】张某,男,70岁。2005年3月19日来医院就诊。症状头晕反复发作3年余,血压波动在18.62～19.95/11.97～12.64kPa（140～150/90～95mmHg），没有重视且未服用任何药物给予治疗。近1个月来,头晕发作频繁,每因劳累则明显加重,伴神疲乏力。就诊时患者面色苍白,精神不振,舌淡苔白,脉细无力,查血压为19.95/11.97kPa（150/90mmHg）。中医诊断:眩晕（气血亏虚）;西医诊断:原发性高血压1级（低危组）。治疗予口服本方,每日1剂。服药2周后头晕明显减轻,4周后头晕不在,血压正常。

【按语】气血亏虚型高血压多为老年患者。皆因年老体衰,脾胃虚弱,不能健运水谷,生化气血,以致气血两虚,气虚则清阳不展,血虚则脑失所养,从而产生眩晕。治疗原则以补气养血,健运脾胃为主,药用加味八珍汤。

☯ 活血化瘀汤（刘再朋方）

【组成】牡丹皮、桃仁各16g,当归11g,红花14g,枳壳7g,赤芍14g,桔梗4g,川牛膝、川芎各14g,丹参、莪术各16g,水蛭7g。

【用法】每日1剂,分2次服。12天为1个疗程。

【功效】活血化瘀，化痰祛湿。本方适用于老年高血压瘀血内停证，其症为目眩头晕，颈项板滞，手指麻木，有压榨感胸闷，口唇紫暗，夜间口干漱口，舌苔黯紫，脉迟或涩。

【加减】气阴不足加黄芪、孩儿参、小蓟、女贞子；阴虚阳亢津亏加山茱萸、枸杞子、生地黄；痰湿内阻加半边莲、胆南星、石菖蒲。

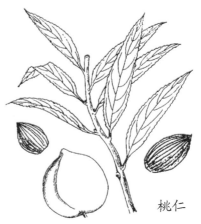

桃仁

【验案】王某，男，70岁。头晕目眩反复发作有5年，平日血压在165/120mmHg左右，曾用多种西药降压，血压不稳定，控制不理想。3年来，胸闷难忍且痛伴心慌。初诊：形体较胖，口唇紫暗，舌中静脉曲张，下肢已现水肿，血压160/115mmHg，心电图提示ST段有改变，T波已倒置，经检查血液流变学全血黏度低切12.25mPa·s，全血黏度高切9.0mPa·s，红细胞压积0.56，血小板聚集率0.90，纤维蛋白原5.47g/L。舌苔白腻，舌质紫黯，脉弦。证属痰湿内阻，脉络痹阻，血行不畅。按瘀血与痰湿内阻并见，拟用活血化瘀佐以化痰祛湿。方剂：当归14g，桃仁11g，红花、枳壳各14g，桔梗6g，川芎11g，赤芍14g，莪术、丹参各16g，川牛膝14g，水蛭7g，制半夏11g，石菖蒲16g，川厚朴11g，茯苓、泽泻各28g，天麻16g。5剂后，眩晕减轻，胸痛解除，自觉身体轻松，血压降至150/90mmHg。连服1个月，眩晕缓解，胸闷消失，下肢水肿消退，舌系静脉未见曲张。心电图恢复正常，全血黏度低切9.62mPa·s，全血黏度高切5.04mPa·s，红细胞压积0.45，血小板聚集率0.78，纤维蛋白原3.17g/L。随访半年中血压稳定无复发。

【按语】中医学认为，血瘀是贯穿老年高血压病程的始终。瘀血证型既可以独立表现，同时存在痰湿与血瘀同见；阴虚阳亢与血瘀相兼，气虚与血瘀并存。因此，在治疗过程着眼于活血化瘀是必然的。中医临床常用活血化瘀法与滋阴、温阳、益气、化湿诸法合用。其理在于添一证加一法，变一证易一法，随症灵活加减。药理学研究发现，活血化瘀能改善微循环及血液流变学指标，防止脑血栓形成，解除脑血管痉挛，改善心肌缺血和心肌代谢，对保护血管十分有利。

☯ 祛火消瘀饮（李征方）

【组成】钩藤 18g，天麻 11g，泽泻 14g，黄柏 14g，石决明 18g，菊花 16g，白芍 18g。

【用法】每日 1 剂，水煎服，分 2 次服。

【功效】滋阴潜阳，清热泻火，平肝息风。本方适用于肝阳上亢证，其症见心烦，易怒，五心烦热，腰膝酸软，舌红少津，眩晕，耳鸣，视物昏花，脉弦细或细数。

【方解】方中泽泻、石决明清肝泻火；钩藤、白芍、天麻活血化瘀，引血下行；黄柏、菊花清热养阴。诸药共奏清肝降压之效。

【加减】以阴虚症状为主者加养阴药玄参、枸杞子、白芷，以阳亢症状为主者加石类镇肝药（珍珠母、磁石、龙骨、牡蛎、石决明、骨碎补、朱砂）。

【验案】王某，女，65 岁。患者平时就有头晕目眩，头痛激烈时眼前发黑，头重脚轻，走路不稳。2001 年 9 月 7 日病情加重，前来就诊。症见：头晕目眩，头痛，口苦口干，烦躁易怒，失眠遗忘，两腿酸困，头重脚轻，走路不稳，舌红、苔黄少津，脉弦细数。查体：血压 180/100mmHg，左心室肥大，肺阴性，眼底可见异常，尿阴性。诊断：眩晕（阴虚阳亢型）。治宜：滋阴潜阳，清热泻火，平肝息风。方用天麻钩藤饮加减：天麻 16g，钩藤 16g，玄参 16g，牛膝 18g，地龙 11g，石决明 18g，菊花 16g，牡丹皮 14g，生地黄 26g，白芍 16g，黄柏 14g，炒酸枣仁 18g，生甘草 14g。9 月 17 日二诊：服上方 10 剂，头晕目眩减轻，睡眠好转，时有头痛，余症同前。上方加琥珀（冲服）4g，丹参 16g，继服 10 剂。10 月 1 日三诊：服上方 15 剂，头晕目眩消失，两腿已觉有劲，睡眠转好，测血压 140/89mmHg，临床基本痊愈，嘱其继服丹参片、六味地黄丸 1 个月以巩固疗效。

【按语】老年高血压属我国中医学"头痛""头晕""肝风"的范畴。其原因多为情志失调，饮食偏嗜，久病体虚，劳欲过度导致肝、脾、肾功能失调，风阳、痰火上扰清空或阴精气血不足，脑失所养造成。其本质为本虚标实。若在肝其本多为血虚，标多为肝火、肝风；若在脾其本多为气（或阳）虚，标多为痰湿；若在肾其本多为阴虚，标多为阳亢。阴虚阳亢型高血压，舒张压常在 105mmHg 以上，检查多见左心室肥大，肾脏轻度病变。另见，眼底小动脉硬化等器质性病变。

☯ 平肝化瘀方（乔华方）

【组成】地龙 16g，黄芪 28g，土鳖虫 14g，山楂 28g，杜仲 16g，肉苁蓉 16g，夏枯草 16g，决明子 28g，牛膝 14g。

【用法】水煎服，每日 1 剂，分 2 次服，早、晚各 1 次，连服 6～8 周。服药期间停服其他中西药物，每日测血压 1～2 次。

【功效】补肾益精，平肝化瘀。适用于肝肾阴虚，痰瘀互结证，其症头晕，头痛，舌质暗红，边夹瘀点、苔白，脉沉弦略涩。胸闷，时心悸，腰酸，遇劳则甚，肢麻乏力，夜寐欠安，大便略干。

【方解】化瘀方中黄芪能活血祛瘀，疏通经络；肉苁蓉、杜仲益肾益精；山楂、地龙、土鳖虫、牛膝活血化瘀；决明子、夏枯草养肝降压。诸药合用，取其补肾益精，有平肝化瘀之作用。

【加减】少寐多梦心悸不宁者加熟酸枣仁、珍珠母；阳气不足，畏寒肢冷者加淫羊藿、何首乌；小便频数者加益智仁；头重胸闷痛者加石菖蒲、瓜蒌；肢麻甚者加豨莶草、紫苏；面足水肿小便不利者加车前子、葶苈子。

【验案】张某，女，68岁。1996年4月13日初诊。患有高血压病10年，症见头晕，头痛，健忘，胸闷，走路快时心悸，腰酸，疲劳

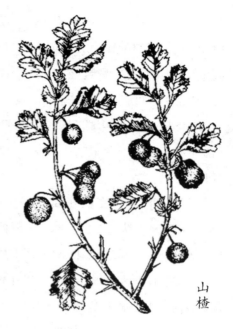

山楂

时更加厉害，肢麻乏力，夜寐欠安，大便2～3日一次，略干。舌质暗红，边夹瘀点、苔白，脉沉细弦略涩。血压190/115mmHg。心电图提示：左心室肥大，心律失常，心肌血失。做血脂检查：胆固醇7.0mmol/L，三酰甘油4.5mmol/L。平素间断服用硝苯地平、复方罗布麻片等降压药物。嘱患者停用其他降压药物，用上方加炒酸枣仁11g，葛根28g，石菖蒲16g，每日1剂，分2次服。服10剂后，自觉症状明显改善，血压降至170/90mmHg，继续服药5周后，诸症依次消失，血压、血脂均降至正常范围，心电图已正常，心律整齐。随访5个月余，血压稳定。

【按语】老年高血压属于中医学"眩晕""头痛"范畴。随着他们年龄增长，脏腑中的气血日衰，肾为诸脏之本，肾之精气是决定身体生长壮老的主要因素。长期起居劳倦，肾精耗竭，肾水不足以涵养肝木，肝失条达，脾失健运，肺失肃降，则气滞血瘀，痰瘀互结，使脉道经络不畅，致阴阳失衡，气机失常而导致本病发生。病

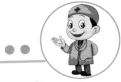

及血脉，瘀滞不行，更有夹杂血瘀证候。故老年高血压多为脏虚夹瘀之本虚标实证。

菊花平肝汤（杨秀明方）

【组成】夏枯草 16g，钩藤（后下）45～60g，白芍 14g，枸杞子 14g，牛膝 14g，龙骨（先煎）18g，牡蛎（先煎）18g，菊花 14g，甘草 6g。

【用法】每日 1 剂，450ml 水煎 2 次，药液合并，每日 2 次服，上、下午各服 1 次。6 天为 1 个疗程。

【功效】滋阴清火，平肝息风。本方适用于肝阳上亢证，其症头晕，面部潮红，两眼视物模糊不清，舌质偏红无苔，脉弦。

【方解】老年高血压风阳上升冲激是标，阴虚为本，但肾阴是有形物质，不能骤生，风阳上冲猛烈之势难以收敛，治疗颇为棘手。因此，治宜滋肾平肝、息风潜阳，止眩汤中关键一味是钩藤，后下且用量独重（45～60g），寓意深长，后下则气薄而升浮，量重则味厚而沉降，药显二性，有升则降，先引全方药力到达顶巅，后以沉降之势领导全方诸药，共奏滋阴清火、平肝息风之效，引导血压下降，所能达到迅速降压止眩的作用。配合白芍、菊花平肝；配夏枯草清肝火、平肝阳之力更强；玄参滋阴，祛肾上浮游火；龙骨、牡蛎重镇潜阳；牛膝下行降压；甘草配白芍，酸甘化阴。

【加减】头痛者加全蝎、白花蛇；舌苔黄腻有湿热者，加牛黄、竹茹；下肢浮肿者加泽泻、防己；肢体麻木加蒺藜、地龙；腰膝酸软者加杜仲、续断；失眠者加柏子仁、大枣。

【验案】田某，患者，69 岁，眩晕 10 年。多次到附近医院治疗，测血压 210/110mmHg。用过复方降压片、罗布麻降压片等降压药，服药 3 个月，没有好转，改请中医，症见肝阳上亢，用羚角钩藤汤治疗，连用 3 个月，血压稍降，眩晕不减。2005 年 6 月 7 日晚，突发头痛，眩晕加剧，面部潮红，两目视物不清，舌质偏红无苔，脉弦。测血压 200/105mmHg。证见肝肾不足，风阳上亢之急证。用平肝息风急治其标，用止眩汤治疗，处方：钩藤（后下）50g，夏枯草 16g，白芍 14g，枸杞子 14g，牛膝 14g，龙骨（先煎）18g，牡蛎（先煎）18g，菊花 14g，甘草 6g。服药 5 剂，血压下降至 165/95mmHg，眩晕症状明显减解，原方加何首乌 14g，石决明 16g。继续服药 6 剂，血压下降至正常，眩晕消失。原方减半再服 5 剂巩固疗效，续以杞菊地黄丸善后，随访 1 年已康复。

【按语】《素问·至真要大论篇》曰："诸风掉眩，皆属于肝。"着重指出眩晕由风引起，病变多在肝。《素问·阴阳应象大论篇》又说："年四十而阴气自半也。"阴气，即身体肾阴。若肾水亏虚，肝阳易亢而生风，则阴阳失调、气血逆乱是导致本病的内在因素。

☯ 养血活血汤（蔡樊戈方）

【组成】党参 16g，黄芪 18g，白术、当归各 14g，陈皮、升麻、柴胡各 7g，熟地黄、丹参各 28g，炙甘草 6g。

【用法】每日 1 剂，水煎服，分 2 次服。

【功效】益气养血，化瘀定眩。适用于高血压气血亏虚证，其症头痛目眩，或有头晕，神疲乏力，面色少华，动则气短，心悸，失眠，舌质黯淡，大便秘结，脉多滑涩或细涩。

【方解】活血汤中黄芪、党参、甘草健脾益气，定眩；白术补脾祛湿；升麻升举下陷之气，柴胡令少阳之气上行之力；陈皮理气降气兼制升麻、柴胡之升而不过也；当归、熟地黄、丹参养血和血。诸药合用，齐施益气升阳、养血和血、化瘀定眩之功，证属中气虚弱，清阳不升，兼有血虚脉络瘀阻高血压可收全功。

【加减】若面红心烦、耳鸣、头胀痛，加黄芩、栀子、石决明、天麻、钩藤以清肝潜阳；若头重、胸闷呕恶，加法半夏、竹茹、白果、石菖蒲以化湿和中降逆；若头晕目眩、神疲乏力、心悸较重，重用黄芪、射干、加龙骨、牡蛎以益气潜阳；若手足麻木、有瘀点或瘀斑，加桃仁、红花、地龙、三七粉（吞服）以化瘀通络。

【验案】黄某，男，68岁，干部。2003年3月15日住院，已经头痛头晕20年余，加重数日。20年前因头晕多次于外院测血压160～170/90～95mmHg。诊断：高血压。先后服用硝苯地平、罗布麻、圣通平、吲达帕胺、科素亚等降压药物，血压控制欠佳。3年来，头晕发作频繁，血压常达210/80mmHg，给予贝那普利、圣通平、科素亚联合用药，血压波动在150～170/60～70mmHg。上药稍加量则血压降为100～160/60～70mmHg，头晕失眠，胸闷，四肢无力，麻木难行，曾服用平肝、柔肝、滋阴潜阳中药治疗效果不明显。刻诊：头晕，面色萎黄，四肢麻木，气短懒言，厌食纳呆，舌淡黯边有齿印，苔白，脉沉细涩。血压175/66mmHg。证属脾胃虚弱，气血不足，络脉受阻。治疗在西药基础上，联合基础方。药用方：黄芪、党参各28g，三七（吞服）14g，炙甘草6g，白术、当归各14g，陈皮、升麻、柴胡各7g，熟地黄、丹参各28g。水煎服，每日1剂。5剂后眩晕减轻，饮食渐增，效不更方再进15剂，诸症痊愈，血压126/70mmHg。

☯ 肝肾阴虚汤（宁贵杰方）

【组成】熟地黄18g，天麻、钩藤、石决明、夏枯草各14g，山茱萸、菟丝子、鹿角胶、龟甲胶各14g，丹参、牛膝各16g，首乌藤、茯神各14g。

【用法】每日1剂，水煎服，分2次早、晚分服。

【功效】滋补肝肾，养心安神。适用于肝阳上亢证，肝肾阴虚，其症头晕，耳鸣，视物昏花，心烦，易怒，五心烦热，腰膝酸软，舌红少津，脉弦细或细数。

【方解】肝肾阴虚汤中天麻、钩藤、石决明养肝潜阳；夏枯草清肝火祛热，熟地黄、山茱萸、菟丝子补益健脾；鹿角胶偏于补肾阳，龟甲胶偏于补肾阴，两胶合用，沟

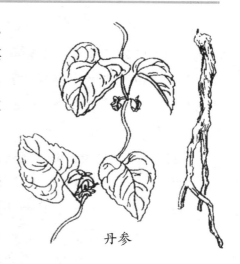

丹参

通任督二脉，填精补阳；丹参、牛膝活血化瘀引血下行；首乌藤、茯神养心安神。现代医学认为，钩藤中含有钩藤总碱和钩藤碱，可刺激心血管系统感受器，通过迷走神经和窦神经，反射地抑制血管运动中枢，使外周血管扩张起到降压作用。实验研究表明，天麻中含有天麻素及天麻苷元，能引起麻醉犬或猫的血压下降。龟甲胶中含动物胶、角蛋白、钙、磷、骨胶原及多种氨基酸，能合成人体核酸，提高机体免疫力、抗高脂血症、抗动脉粥样硬化。鹿角胶中含有 20 多种氨基酸和微量元素，故对老年高血压患者肝肾阴虚有效。

【加减】眩晕较剧，泛泛欲呕加龙骨、牡蛎；头痛较剧，胁痛口苦加郁金、龙胆；心悸加女贞子、柏子仁；胸痛加延胡索、降香；便秘加牛黄；双下肢浮肿加车前子、泽泻。

【验案】俞某，女，65 岁，退休工人。有高血压病史 5 年，平素有头痛、失眠、耳鸣症状，近日未服降压药，因头痛、纳呆，胁痛口苦 3 天，于 1999 年 6 月 13 日到门诊求治，测血压为 170/120mmHg，全胸片示左心室肥大，心电图检查左心室肥大伴劳损，不完全右束支传导阻滞，血脂分析正常，血浆尿素氮为 8.2mmol/L。舌红苔黄脉弦。用平肝益肾汤加郁金 18g，龙胆 6g，并服卡托普利。

1 个月后临床症状消失，血压为 135/90mmHg，血浆尿素氮为 8.2mmol/L。停服卡托普利 14 天血压未回升，随访半年血压仍较稳定。

【按语】《灵枢·海论》篇认为"髓海不足，则脑转耳鸣"。中老年高血压患者，久病致肾，以致肾精亏耗，不能生髓，而脑为身体髓海，髓海不足，也可引发高血压症状。平肝益肾汤是以《杂病诊治新义》中天麻钩藤饮和《景岳全书》中左归丸加减变化而成。

☯ 补肾益精方（陈双全方）

【组成】地龙 16g，黄芪 28g，土鳖虫 14g，山楂 28g，杜仲 16g，肉苁蓉 16g，夏枯草 16g，决明子 28g，牛膝 14g。

【用法】水煎服，每日 1 剂，分 2 次服，早、晚各 1 次，连服 6～8 周。服药期间停服其他中西药物，每日测血压 1～2 次。

【功效】益精补肾，平肝化瘀。

【方解】补肾益精方中黄芪能疏通血脉，活血补气；黄精、肉苁蓉、杜仲补肾益精；山楂、地龙、土鳖虫、牛膝活血祛瘀；决明子、夏枯草养肝降压。共奏合用，有补肾益精，平肝化瘀之功效。

【加减】头重、胸闷痛者加石菖蒲、瓜蒌；阳气不足，畏寒肢冷者加淫羊藿、鸡血藤、何首乌；少寐多梦，心悸不宁者加熟酸枣仁、珍珠母；小便频数者加益智仁；肢麻甚者加豨莶草、紫苏；面足水肿，小便不利者加车前子、葶苈子。

【验案】何某，女，60 岁。有高血压 10 年，症见头晕，头痛多梦，胸闷，时常心悸，腰酸，遇劳则甚，肢麻乏力，夜寐欠安，大便 2～3 日 1 次，略干。舌质黯红，边夹瘀点、苔白，脉沉细略涩。血压 190/115mmHg。心电图检查：左心室肥大，心律失常，心肌缺血。嘱患者停用其他降压药物，予上方加炒酸枣仁 11g，葛根 28g，石菖蒲 16g，每日 1 剂。服 10 剂后，自觉症状明显好转，血压降至 175/95mmHg，继续服药 5 周后，诸症依次消失，血压、血脂均降至正常范围，心电图正常，心律整齐。随访 5 个月余，血压基本稳定。

【按语】中老年高血压属于中医学"眩晕""头痛"范畴。随着年龄越大，脏腑阴阳气血越衰，肾为体脏之本，肾中精气是决定身体生长壮老的主要因素。老年人长期起居劳倦，肾精耗竭，肾水不足以涵养肝木，肝失条达，脾失健运，心失所养，肺失肃降，则气滞血瘀，痰瘀互结，因此脉道经络不畅，导致阴阳失衡，气机失常而发本病。病及血脉，瘀滞不行，便夹杂血瘀证候。故老年高血压多为脏虚夹瘀之本虚标实之证。

☯ 活血化瘀汤（李桂文方）

【组成】生龙骨、生牡蛎（先煎）各 28g，天麻、钩藤、牛膝各 16g，女贞子、墨旱莲各 11g，丹参、红花、赤芍、葛根各 14g，川楝子、甘草各 6g。

【用法】每日 1 剂，水煎服，分 2 次服，15 日为 1 个疗程。服药期间嘱患者忌食辛辣油腻之品、戒烟酒，保持心情舒畅。

【功效】降压平逆，镇肝息风。主治高血压。

【方解】活血汤中天麻、钩藤、生龙骨、生牡蛎降逆潜阳，清肝息风；女贞子、墨旱莲滋益肝肾以防肝风内动；牛膝引血下行，气降则血活随之而下，并有补益肝肾之效；丹参、赤芍、红花、葛根活血化瘀，引活血脉；川楝子行气，"气为血之帅"，引导肝气下达以利于平降肝阳。中药研究证实：方中诸药均具有较强的降压作用；天麻、龙骨、钩藤、牡蛎等平肝潜阳药可通过中枢镇静、抗交感神经、扩张外周血管、提高利尿、调节钙的代谢等而降压；女贞子、墨旱莲是很好的延寿药物，能增加冠脉血流量、降脂、抗动脉硬化、恢复疲劳、提高免疫功能；丹参、红花等活血化瘀药能扩张毛细血管和减少小动脉痉挛，提高冠脉血流量，降低血液黏稠度，改善微循环，亦有较强的降脂作用，对改善动脉硬化有着不可低估的作用。诸药合用，标本兼治，使肝肾得养，瘀阻得通，从而有效地降低血压，快速消除症状，改善血脂、血流变。

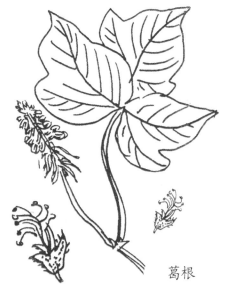

葛根

【加减】头胀痛、面红者加黄芩、菊花、石决明；心悸失眠者加首乌藤、大枣；手足麻木者加豨莶草、桑枝等。

☯ 益气健脾方（张其善方）

【组成】菟丝子 28g，炙龟甲 28g，牛膝 28g，熟地黄 16g，茯苓 16g，蒺藜 16g，枸杞子 16g，杜仲 16g，肉苁蓉 16g，黄芪 18g，桑寄生 16g，覆盆子 16g，黄精 18g，炒白术 14g，地龙 14g，益母草 14g，石菖蒲 6g，淫羊藿 14g。

【用法】水煎服分 3 次服，饭后服用，每日 1 剂，20 日为 1 个疗程。

【功效】补肝益肾，益气健脾，祛瘀降压。

【方解】益气健脾方中黄芪、白术、茯苓和胃健脾，一可补中益气，治头晕眼花，倦怠乏力，食少；二可借气行而通络，助活血化瘀药益气通络。熟地黄、龟甲、黄精、蒺藜、枸杞子、菟丝子等填精养肝肾，治疗眩晕，耳鸣眼花，腰膝酸软，肢麻等疾病。淫羊藿、肉苁蓉等温肾助阳，方中诸滋阴药，温而不燥，使患者服后感觉舒适，无血压反跳。菟丝子、覆盆子与淫羊藿、肉苁蓉合用，除治疗神疲，腰膝酸软外，还可补肾固摄，治肾气不固，下元固摄失职的夜尿、尿淋漓不净等。益母草、桑寄生、地龙、牛膝等益肝肾，活血化瘀，在益气养肝肾药的协助下，更好地通行经络，这样既恢复脏腑功能，又提高瘀滞化解。老年人高血压出现瘀之证，选药应以既有祛瘀又有补益肝肾且不破血伤正的药物为妙。长期坚持本方治疗，可改善心室肥大，降低血脂，免除患者的焦虑及认知障碍，使血压稳定，提高生活质量，取得较好的远期疗效。

【加减】眩晕甚，虚阳浮越者，人参 28g；生牡蛎 50g，生龙骨 50；大便溏烂者，去黄精、熟地黄、肉苁蓉，加砂仁 14g。

☯ 益母草汤加减（夏惠明方）

【组成】黄柏、知母各 14g，仙茅、淫羊藿、巴戟天、菟丝子、益母草、肉苁蓉各 16g，当归、白芍各 11g，牡蛎 28g，炙甘草 6g。

【用法】每日 1 剂，水煎服，分 2 次服。8 天为 1 个疗程，疗程之间间隔 2 天，5 个疗程后观察疗效。

【功效】滋补温阳，濡养冲任。

【方解】本方临床应用多年，降压有效率达 73％～80％。更年期妇女高血压多因七七经水将绝之际，肾气已衰，冲任脉虚，肾虚肝下，而致虚火炎上。本方配伍特点是壮阳药与滋阴药同用，是针对阴阳皆虚于下而又有虚火上炎的证候特点而设。方中仙茅、淫羊藿、巴戟天温肾阳、补肾精；黄柏、知母，泻相火而滋肾阴；白芍、当归、益母草益血而调理冲任；牡蛎潜阳敛摄。通过壮阳与滋阴益精药合用，既能温补肾阳，又能滋阴益精、濡养冲任。对于妇女更年期高血压，在原方基础上，随症加减，灵活加以运用，药证统一，直达病所从而获得比较满意的降压效果。

【加减】肝郁气滞重用益母草，加紫苏梗 14g；肝阳上亢去巴戟天、肉苁蓉，加珍珠母、钩藤、夏枯草各 16g；心血亏虚加柏子仁、大枣各 18g，远志 11g，首乌藤 16g。血热去巴戟天，加川贝母、墨旱莲、侧柏炭各 16g，牡丹皮 11g；脾虚食滞去肉苁蓉、黄柏、知母，加炒白术、紫苏梗各 16g，藿香 14g，砂仁、白豆蔻各 6g；肝肾阴虚加桑寄生、续断、鹿角胶、石菖蒲各 16g。

【验案】陈某，女性，51 岁，技术人员。2005 年 10 月 16 日来医院就诊。头晕头胀，失眠健忘，伴烦躁易怒 2 年，近 2 年来，患者轻则头昏头晕，重则头痛难忍，月经紊乱延时而至，且经量很少，如滴状，1 年前体检时发现血压 20.61/12.64kPa（155/95mmHg），曾服用复方降压片，服药后血压可降至正常，但停药后血压又回升，每逢经期上述症状就会加重，血压也升高明显，最高时达 170/115mmHg，严重影响教学工作。5 天前患者经至，量少，且伴头胀头痛，烦躁不安，失眠多梦，腰膝酸软，舌质赤，脉细弦，血压 165/112mmHg。证属冲任失调，肝肾阴虚。治则调理冲任，滋阴降火。药方：仙茅、淫羊藿、益母草、菟丝子、续断、桑寄生、鹿角胶、珍珠母、夏枯草各 16g，黄柏、知母各 14g，当归、白芍各 11g，牡蛎 28g，炙甘草 6g。8 剂，每日 1 剂，水煎服，同时停服复方降压片。二诊：服药后，头痛头胀症状缓解，但头晕缓解不明显，睡眠可，余症减轻，经期 5 天，量仍少，舌淡赤、脉细弦，测血压 150/100mmHg，药证相符，处方调整如下：去珍珠母、鹿角胶、续断，加肉苁蓉 16g，继服 10 剂。三诊：头痛、健忘、头胀症状消失，头昏头晕有所缓解，余症明显减轻，舌淡红、脉细，测血压 140/95mmHg，继服二诊方 10 剂。四诊：劳累后偶有头晕症状，测血压 130/90mmHg，情绪转佳，睡眠较好，处方调整如下：仙茅、肉苁蓉、淫羊藿、菟丝子、夏枯草、益母草各 16g，巴戟天、知母、黄柏、女贞子、墨旱莲各 14g，当归、白芍各 11g，牡蛎 28g，炙甘草 6g。继服 15 剂，汤药服完后，嘱其服用杞菊地黄丸善后，每次 1 丸，每日 2 次。1 年后回访：上述诸症基本消失，头痛头胀未再复发，在经期偶有头晕现象，每周测血压 1 次，维持在 120/85mmHg，嘱其继服六味地黄丸。

☯ 滋肾养肝汤（潘子毅方）

【组成】枸杞子 18g，菊花 18g，熟地黄 25，山茱萸 16g，丹参 28g，茯苓 16g，泽泻 16g，牡丹皮 16g，石决明 18g，怀牛膝 16g，钩藤 26g，天麻 16g，白芍 18g，龙骨 18g，牡蛎 18g。

【用法】上述中药水煎服，每日 1 剂，分早、晚各 1 次口服。水煎至 300ml，5 周为 1 个疗程。

【功效】滋养肝肾，育阴潜阳。

【方解】养肝汤具有滋肾益肝、育阴滋阳的作用，方中熟地黄、山茱萸、枸杞子、怀牛膝、菊花滋补肝肾之阴；钩藤、天麻、石决明、生龙骨、生牡蛎、

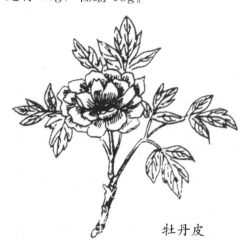

牡丹皮

磁石平抑肝阳，清眩镇潜；百合、丹参安神。中医药理研究证实：枸杞子有增强免疫功能、护肝、补血作用，菊花有扩张周围血管而降压作用。妇女围绝经期高血压与原发性高血压不同，其血压波动性较大，更易受生活中情绪变化的影响，多属于神经性，临床少有心、脑、肾等靶器官的改变。对围绝经期综合征患者，除有高血压症

状外，还有复杂多变的围绝经期综合征表现，西药降压药在治疗过程中易产生某些不良反应，使患者围绝经期综合征的临床表现更加严重，且长期应用降压药还容易产生抗药性。要改善围绝经期综合征的临床症状，用西医治疗使用激素替代疗法，激素替代疗法有严格的适应证和诸多的不良反应，致使患者难以接受。中医应用杞菊地黄汤加减针对病机治疗，不仅能调节血压，而且还能消除或改善围绝经期综合征诸多症状，从而改善围绝经期高血压妇女的整体状态，并且服用安全没有不良反应。

【加减】阴虚内热者加知母、黄柏以除蒸；心烦不寐者加天冬、茯神、何首乌以安神；肝郁气滞者加川楝子或香附以疏肝。

【验案】黄某，女，58岁。以头晕、头痛、失眠健忘1个月就诊。既往闭经2年，高血压1年余。近2年经常出现头晕，不寐，心烦易怒，两目干涩，腰酸背痛，乏力等症状。查体：舌质黯红，苔微黄，脉弦，尺脉无力。血压160/105mmHg，心电图提示：窦性心动过速。经颅多普勒示：左基底动脉血管痉挛，血流速度增快，右侧血流缓慢，神经调节不良。西医诊断为"围绝经期高血压"。中医诊断为"绝经前后诸证"。证属肝肾阴虚、肝阳上亢。治则滋补肝肾，平肝潜阳，镇静安神。处方：菊花18g，枸杞子18g，熟地黄26g，丹参28g，茯苓16g，泽泻16g，牡丹皮16g，山茱萸16g，天麻16g，钩藤（后下）26g，白芍18g，石决明18g，怀牛膝16g，茯神16g，天冬16g，首乌藤26g，沙参18g，生龙骨18g，生牡蛎（先煎）18g，磁石（先煎）18g。水煎服，每日1剂。治疗3周后，患者头晕渐除，血压降至140/90mmHg，上方加减继续治疗3周，患者自觉症状消失，血压稳定于15.96/10.64kPa（120/80mmHg）。再用杞菊地黄丸，每次1丸，每日3次，续服2个月以巩固疗效。

【按语】妇女"围绝经期综合征"属中医学"绝经前后诸证"范畴。本病的发生与绝经前后的女性生理特点有密切的关系。"肾藏精，肝藏血，精血同源"，女性肾阴不足，水不涵木，致肝肾阴虚，甚者肝阳上亢，而见头晕头痛、烘热汗出、月经紊乱；肾水不能上济于心，心肾不交导致心悸、失眠等症。肾虚又是高血压的主要发病机制，因此围绝经期妇女的生理特点和高血压的病机两者有着密切的联系，因此，对围绝经期高血压的治疗，以滋肾养肝、育阴潜阳为主。

疏肝活血汤（路志正方）

【组成】香附 14g，柴胡 14g，葛根 18g，白芍 16g，川芎 8g，丹参 18g，红花 8g，蒺藜 16g，钩藤 14g，茯苓 28g，白术 11g。

【用法】每日 1 剂，水煎服，分别于上、下午各服 1 次，30 日为 1 个疗程，连用 2 个疗程。

【功效】活血疏肝，宣畅气血。

【方解】活血汤中柴胡、香附及葛根滋肝理气解郁、补气活血；丹参、红花、川芎则养血活血；蒺藜与钩藤可清浮越之肝火、平肝祛风；白芍养血养肝敛阴，且防柴胡与香附疏泄太过而耗伤肝阴之弊；配用白术、茯苓，健脾胃及渗湿利水、安神，此应《金匮要略》中"见肝之病，知肝传脾，当先实脾"的治则。诸药合用达到疏肝活血、通畅血脉之功，使气血调和而能改善症状，血压下降。

【加减】阴虚内热加生地黄、川芎、墨旱莲、天麻；失眠加首乌藤、合欢皮、龙齿；临床若肝阳偏亢则加大钩藤用量，并加石决明、夏枯草、天麻；气虚加党参、黄芪；血虚加熟地黄、当归、制何首乌；肾虚加杜仲、牛膝、桑寄生；痰湿明显加石菖蒲、僵蚕、半边莲等。

【按语】女性以血为用，为养身之体，易于在经期或产后感受邪气，邪气常常与血相结，血脉凝滞致血脉失调而使血压升高；同时妇女具有特殊的内分泌系统及独特的生理现象，易因生活和工作压力形成心理冲突，引起情绪变化，导致肝气郁结，疏泄失职，气郁血滞，终致血运失常而引起血压升高。研究证实：肝气郁结与中枢神经系统及自主神经功能失调密切相关，而这两者均是诱发或加重原发性高血压的重要因素。据此肝郁血瘀病机立疏肝活血。

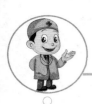

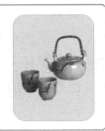

第二章
原发性高血压

第一节　肝肾阴虚型

❷ 六味地黄丸（郭太平方）

【组成】山茱萸、山药各 11g，熟地黄 24g，泽泻、牡丹皮、茯苓各 7g。

【用法】每日 1 剂，水煎服。

【功效】滋阴补肾。适用于肝肾阴虚证。症见头晕目眩，耳聋耳鸣，骨蒸潮热，消渴，舌红少苔，盗汗，遗精，手足心热，舌燥咽痛，牙齿动摇，腰膝酸软，足跟作痛，小便淋漓，脉沉细数。

【方解】身体因肾阴不足，不能益髓充脑，故头晕目眩；肾精不上承于耳，则眼花耳聋；相火内扰精室，故遗精；肾精不足以生骨髓，则腰膝酸软无力，牙齿动摇；阴虚生内热，甚者虚火上炎，故骨蒸潮热、消渴、盗汗、脉沉细数、舌红少苔。熟地黄，滋阴补肾，填精益髓。山茱萸，补养肝肾，涩精；山药，补益脾阴，固精；泽泻，利湿泄浊，并防熟地黄滋腻恋邪。牡丹皮，清泄相火，并制山茱萸之温涩；茯苓，淡渗脾湿，并助山药之健运。

【验案】何某，女，48 岁。1993 年 7 月 23 日来医院就诊。患者 1975 年患有高血压，经常头晕头痛健忘，未正规服降压药治疗。1988 年因高血压致右眼底出血。1991 年始尿蛋白（＋＋～＋＋＋）。近 3 个月持续头晕严重，心慌不能自主。到医院查血压 160/100mmHg。症见头晕头痛，失眠多梦，燥热心烦，口咽干燥，腰膝酸软，下肢水肿，大便偏干。舌淡，苔白，脉细弦。证属肝肾阴虚，肝阳上亢，心血不足。治则滋阴潜阳，养心安神。服 15 剂，头晕头痛均减，入睡好转，心慌燥热消失，8 月 6 日查尿蛋白（＋），血压 145/95mmHg。仍诉两颞头痛，下肢肿胀。舌淡，脉弦细。效不更方再服 15 剂，诸症均愈。血压稳定在 130/90mmHg，尿蛋白（－）。以上方加减又服 2 个月，病情稳定，乃将原方配制蜜丸，每丸重 14g，每饭后服 1 丸。后随访未再反复。

☯ 镇肝息风汤（张锡纯方）

【组成】生龙骨、生牡蛎、生龟甲、生杭白芍、玄参、天冬各 16g，怀牛膝、生赭石各 28g，川楝子、生麦芽、茵陈各 6g，甘草 4g。

【用法】每日 1 剂，水煎服。

【功效】息风镇肝。适用于内中风证，脉弦有力；或上盛下虚，头目时常眩晕；或脑中时常作痛发热；或心中烦热；或时常噫气；或肢体渐觉不利；或口眼渐形歪斜；或目胀耳鸣；或面色如醉；或眩晕至

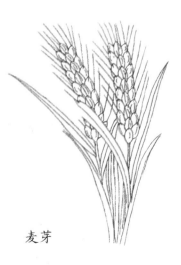

麦芽

于颠仆，昏不知人，移时始醒，醒后不能复原，精神短少；或肢体痿废；或成偏枯。可用于高血压，嗜铬细胞瘤，经前期紧张症，辨

证属于阴不潜阳，肝阳上亢，肝风内动者。

【方解】方中生龟甲、生龙骨、生牡蛎滋肾填精，清热泻火；生杭白芍、玄参、天冬行气通络；怀牛膝活血化瘀，行气解郁；川楝子、茵陈、生赭石行气活血，疏肝解郁；生麦芽生津润肠；甘草调和诸药。诸药伍用共奏活血化瘀之功效。

【验案】陈某，女，46岁。2002年1月15日来医院就诊。有高血压10年，多次服用牛黄降压丸控制血压。半个月前因家中生气出现头晕目眩，胸部憋闷，少寐多梦，口苦纳呆，大便稍干，小便偏黄，苔薄黄，舌质红，脉弦数。诊见面色赤，测血压为190/135mmHg，查尿蛋白＞4g/L，做心电图示：左心室肥大劳损，左心房高负荷。西医诊断为高血压3级。中医诊断为眩晕，症见肝肾阴虚，肝阳上亢，肝风内动。用上方7剂。并配以降压0号，每日1片口服。二诊：药后头晕目眩及口苦症状减轻，大便次数增多，每日4次，尚成形。余症有改善，血压降为150/110mmHg，颜面赤亦有所好转。前方略有加减，去生龙骨、天冬，加苦丁茶14g，生石决明、磁石各28g，猪苓、茯苓各16g，继进7剂。药后大便正常，继在原方基础上增减，共服药90剂，至2002年5月诸症消失，仅以降压0号，每日1片维持，血压控制在120/90mmHg之内。

☯ 归芍地黄汤（秦景明方）

【组成】生地黄24g，当归、白芍各11g，牡丹皮、茯苓各7g，山药、山茱萸各11g，泽泻7g。

【用法】水煎服，每日1剂，分2次服，早、晚各1次服。

【功效】养血滋阴。适用于肝肾阴亏，头痛头昏，目眩耳鸣，腰脚酸软，午后潮热，呕血，骨蒸盗汗，手足心热，咽干口燥，舌红苔少，脉细数。

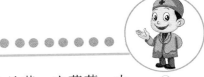

【方解】本方是六味地黄汤之加味方。汤中生地黄、山茱萸、山药滋补肝肾之阴；茯苓、牡丹皮、泽泻清热利湿，6味相配，补中有泻，开合得宜。再配当归、白芍养血益阴，使阴血充足，则肝肾阴亏诸证自可痊愈。

【验案】陈某，女，59岁。1980年6月30日就诊。患高血压多年，口苦口燥，口中分泌不足，常服降压药，夜间睡觉醒来，口中干涩。诊其脉数而无力，细弦，舌质红而干，血压180/110mmHg。证属肾阴虚，肾水不能涵木，致肝阳上亢之证。方选归芍地黄汤。水煎服。服5剂后血压降至136/80mmHg，口干诸症也缓解。

☯ 加味四草汤（王文海方）

【组成】怀牛膝18g，黄精18g，夏枯草16g，益母草16g，车前草16g，豨莶草16g，决明子16g。

【用法】每日1剂，早、晚各1次分服，水煎服。

【功效】平肝补肾。适用于肝肾阴虚型高血压。

【方解】四草汤是治疗高血压的有效良方。方中黄精补益肝肾，润心肺；牛膝壮肝补肾，引血下行；夏枯草清肝火、平肝阳；益母草活血；车前草利水；豨莶草通络；决明子清肝明目。诸药相配，既能补肾平肝，又能通降压。

【按语】现代药理学研究表明，黄精、益母草、夏枯草具有较好的降压作用；车前草加强利尿，故又通过利尿而降压。同时黄精和决明子有降低胆固醇、血脂，升高高密度脂蛋白的作用。临床观察表明：本方具有较好的降压、控制高血压症状及调血脂的作用，值得临床应用。

第二章 原发性高血压

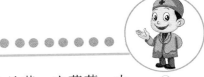033

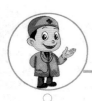

利湿舒肝方（张世珍方）

【组成】川芎 16g，当归 14g，白芍 16g，熟地黄 14g，丹参 16g，山楂 16g，夏枯草 16g，钩藤 28g，天麻 16g，鸡血藤 16g，泽泻 16g，牛膝 14g。

【用法】每日 1 剂，煎服。治疗期间停服其他降压药。

【功效】补肾养阴，平肝潜阳。适用于头晕目眩，心烦易怒，耳鸣耳聋，视物模糊，心悸胸闷，舌麻木或偏身麻木，

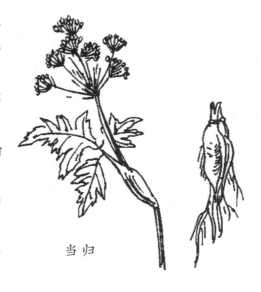

当归

腰膝酸软，健忘多梦，舌质暗或有瘀点，苔白腻，舌底静脉迂曲，脉弦细或弦滑数。

【方解】舒肝方中熟地黄、白芍补肾柔肝，育阴潜阳；丹参、当归、川芎活血通络；泽泻、山楂利湿疏肝祛浊，可防地芍补性滞腻；夏枯草、天麻、鸡血藤疏肝息风，与白芍平潜肝阳；牛膝活血化瘀引血下行，补益肝肾。本方性味平和多舒，融补肾养阴，平肝潜阳，活血祛浊为一体，相互配合，加之临证时辨证加减，共致气机调达，阴阳平衡，瘀通浊消，降低血压，消除症状，稳疗效。另外，治疗组的疗效与西医配合静点川芎嗪有关。川芎嗪属中药制剂，其药理作用与本文立法一致。能通过血脑屏障，抑制血小板及红细胞的聚集，扩张痉挛动脉，增加脑血流量，改善脑的微循环，使血压降低，减轻临床症状，基础方与之配合，两者相辅相成，收效满意。

【加减】阳热甚加黄连 14g，牛黄 14g；痰湿重去熟地黄加半夏

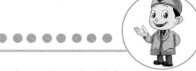

14g，陈皮 14g；气虚加太子参 28g，茯苓 26g；瘀血明显加桃仁 14g；阴虚明显加牵牛子 16g，女贞子 16g；阴阳两虚有水肿去钩藤、夏枯草加杜仲 16g，桑寄生 16g，猪茯苓 28g。

【验案】王某，女，49 岁，农民。1993 年 3 月 6 日入院，素有高血压病史 8 年，冠心病病史 5 年，头目眩晕，难以下床，不敢睁眼，加重 5 天，伴视物模糊，耳鸣，左侧肢体麻木，胸闷，目弦血压 25.6/14.8kPa（192/112mmHg），形体丰腴，无口眼㖞斜，肢体活动可，月经 2～3 个月 1 次，量少色暗，舌尖红有瘀点，苔白腻，舌底脉络迂曲，脉弦滑，脑 CT 示"右侧腔隙性脑梗死"。证属痰瘀阻络，肝肾阴虚（高血压 II 期）。基础方加桃仁 14g，每日 1 剂，6 剂后眩晕减轻，能下床活动，肢麻耳鸣略减，继服原方加鸡血藤 28g，女贞子 16g，6 剂，2 周后血压 22/13kPa（165/98mmHg），停用川芎嗪，以后随证加减，住院 30 天，诸症消失，血压 20/12kPa（150/90mmHg）临床治愈出院，随访 2 年无复发。

【按语】原发性高血压属中医学的"眩晕""头痛"等属本病范畴。《黄帝内经》："诸风掉眩，皆属于肝。"中医临床表现分析，此病的发生或因先天或因中老年肾精亏损不能滋养肝肾而阳亢，继之血瘀脾虚，瘀血痰浊滋生滞留；或因素日情志、饮食失调致气血痰浊瘀滞作及肝肾，因此本病的发生无论是由虚致实或由实致虚，但瘀浊滞留，阴虚阳亢是其病理因素，不过是因人而异导致侧重不同，加之本病的发病、病程时间较长，病变产物相互影响，故临床上单纯的阴虚、阳亢、瘀血、痰浊等型少见，故临证取化瘀祛浊，清肝补肾法为主。

六味地黄丸加味（黄家山方）

【组成】山茱萸 11g，山药 11g，熟地黄 24g，泽泻 7g，茯苓 7g，牡丹皮 7g，钩藤 28g，石决明 38g，生龙骨 36g，生牡蛎 36g，天麻 18g，菊花 18g，夏枯草 18g，牛膝 14g。

【用法】每日 1 剂，分 2 次温服，水煎服。15 日为 1 个疗程。

【功效】滋阴潜阳，息风平肝。适用于高血压。

【方解】六味地黄丸为滋补肾阴之张仲景方，中寓三补（山药、山茱萸、熟地黄）三泻（泽泻、茯苓、牡丹皮），阴阳互济，填补肾阴。方中山药、山茱萸、熟地黄、泽泻、茯苓、牡丹皮滋补肾阴，补肾之主；天麻、钩藤、菊花平肝息风；石决明、生龙骨、生牡蛎质重潜降平肝；夏枯草清肝；牛膝引血下行，引火归原。诸药合用，共奏滋阴潜阳，益肝息风之效。

【验案】何某，男，49 岁。反复头昏、脑胀伴头晕 1 年。自诉 1 年来，头胀、头晕，健忘，心烦易怒，失眠多梦，口苦口燥，自服降压灵后，血压仍为 160/110mmHg，舌微赤，苔薄白，脉弦有力。中医诊断为眩晕（肝肾阴虚），西医诊断为原发性高血压 1 级，用六味地黄丸加味水煎服，每日 1 剂，10 日为 1 个疗程，共服用 20 日，血压基本正常、稳定，自觉症状消失。嘱其劳逸结合，控制饮食，戒烟限酒，起居有常。随访 1 年病情平稳，未复发。

【按语】原发性高血压早中期多以肝肾阴虚，肝阳上延，心肝为盛为主要病机，其主症为头晕目眩或头痛头胀，健忘失眠，心烦易怒、腰酸腿软等。中医学认为，肾属水，肝属木，肾水涵养肝木，肾水不足，亦能导致肝阳偏亢，而有头痛眩晕等症状。肝肾这种生理病理上的相互影响，决定了临床治疗肝病，当从肾治，滋水涵木，溯本求源。

☯ 养血补肾汤（吴一飘方）

【组成】山药 18g，熟地黄 18g，山茱萸 14g，茯苓 14g，泽泻

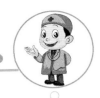

14g，牡丹皮 8g。

【用法】每日 1 剂，水煎服，分 2 次服，早、晚各 1 次服。患者应慎起居，节饮食，远房事，调情志，每天早、晚各运动 1 小时。

【功效】滋肝补肾，调节血压。适用于肝肾阴虚型高血压。

【方解】补肾汤中熟地黄养血益肾，山茱萸补肾平肝，山药健脾养胃，合用则滋补肝肾以培其本；茯苓、泽泻渗利湿热，牡丹皮清泻肝火，合用可清泻虚火以治其标。综观全方，有补中有泻，补而不滞之功。本方作用机制在于：促进细胞免疫和体液免疫，利尿降压，降脂、降血糖，抗氧化，降低外周血管、脑血管、冠状血管阻力。采用本法治疗Ⅰ期高血压简单易行，安全实用，未发现不良反应，提高了患者的生活质量。

【加减】阴虚火旺甚者加知母 14g，黄柏 14g，玄参 14g，天冬 14g；兼有痰湿阻滞者去熟地黄 18g，加玄参 14g，白术 14g，天麻 14g，竹茹 6g；肠胃燥热者去熟地黄 18g，加生地黄 18g，大黄 6g，火麻仁 14g；瘀血阻窍者加白芷 8g，石菖蒲 8g，地龙 14g，红花 8g，川芎 6g。用知母、黄柏、玄参、天冬增强滋阴降火之功；用半边莲、白术、天麻、竹茹利湿化痰，醒神清神；用火麻仁、大黄通腑泻热；用白芷、川芎、石菖蒲、地龙、红花活血化瘀通窍。

【验案】黄某，女，56 岁。2003 年 2 月 28 日就诊。患者头晕，夜间口干，大便干燥 3 个月。实验室检查：血生化、尿常规、脑血流图、心电图均未见异常。症见：舌赤苔薄黄，脉弦细，血压 21.95/13.3kPa（165/100mmHg）。处方：生地黄 18g，山药 18g，山茱萸 14g，牡丹皮 8g，泽泻 14g，茯苓 14g，大黄 6g，火麻仁 14g。服上方 15 剂后上述症状消失，血压为 17.3/11.3kPa（130/85mmHg），随访 1 年血压正常。

【按语】原发性高血压属于中医学"眩晕"之症，患者容易忽视，眩晕多与肝风内动、肾阴亏损有关。高血压临床以"水不涵木，木少滋养"为多见。《素问·四气调神大论篇》云："圣人不治已病治未病，不治已乱治未乱。"对高血压的防治，要未病先防，既病防变，如果等到有心、脑、肾并发症时再治疗就为时晚矣。六味地黄汤具有滋补肝肾功效，可起到治病求本，调和血压的作用。

☯ 补肾活血方（李艳茹方）

【组成】山茱萸 14g，熟地黄 16g，枸杞子 16g，菟丝子 16g，制何首乌 16g，杜仲 14g，怀牛膝 14g，川芎 14g，丹参 14g，益母草 14g，当归 14g。

【用法】每日 1 剂，水煎 300ml，早、晚各 1 次分服。15 天为 1 个疗程，可连服 2～5 个疗程。

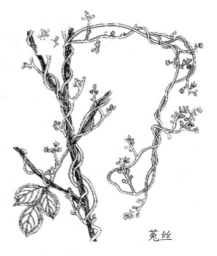

菟丝

【功效】活血补肾。适用于高血压肝肾阴虚型。

【方解】方中山茱萸、熟地黄益气解郁，活血化瘀；菟丝子、川芎、杜仲疏肝理气，清热通络；当归、丹参行气活血，疏肝解郁；枸杞子、怀牛膝、制何首乌滋肾填精，柔肝通络；益母草清热泻火。诸药伍用共奏疏肝解郁、行气活血、滋肾填精之功效。

【加减】气血亏虚者加党参 16g，黄芪 16g，白术 14g；夹痰湿者加半夏 6g，陈皮 6g，茯苓 16g；伴有心悸胸闷者加瓜蒌皮 14g，广郁金 14g，炒五味子 14g；伴肢体麻木者加广地龙 16g，生山楂 14g；伴见阴虚征象者加龟甲 14g，鳖甲 14g，肥知母 14g；阳虚者加肉桂 4g，巴戟肉 16g，淫羊藿 16g；肝阳上亢者加天麻 16g，钩藤 16g，

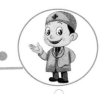

石决明 28g，杭菊花 14g。

【验案】陈某，女，65 岁，退休干部。1994 年 3 月 10 日来医院就诊。患者原有高血压病史近 10 年，平时常服降压片、复方芦丁、复方罗布麻片等药。近 3 个月来，自觉头痛头晕加重，伴有心悸，精神萎靡，健忘耳鸣，少寐多梦，腰酸软，肢体麻木、胸闷、口干舌燥，口渴，大便偏干，苔薄黄中剥裂，舌质暗赤，脉细弦。血压 170/110mmHg；心电图检查：窦性心率，左心室肥大，部分 ST 段改变。西医诊断：原发性高血压 II 期。症见：肝肾亏虚，阴不潜阳，阴阳失调，气血失和，瘀阻心脉。故予以补肾活血基本方加炙龟甲 14g，石决明 28g，炒五味子 14g，郁金 14g。共服药 5 个疗程，并同时加服硝苯地平，每日 3 次，每次 10mg，血压基本控制在 135/90mmHg 左右，复查心电图正常，症状缓解。停服硝苯地平后改用复方罗布麻片，并予中成药六味地黄丸合复方丹参片或三七总苷片口服。患者定期测血压，每季度复查心电图均正常，随访 3 年未复发。

【按语】原发性高血压属中医学"眩晕""头痛"等病的范畴。高血压患者在整个病程中，尤其是出现了靶器官的损害时，常常会出现明显的瘀血表现。针对肾虚血瘀这一高血压的基本病机，采用补肾活血法配合西药治疗高血压，临床上取得了较好的疗效，并可从根本上改变本病的病理生理变化，从根本上逆转病势，防止并发症，改善预后。其次，运用补肾活血法治疗，可大大减少单纯应用抗高血压治疗引起脑卒中的发生率，并且防止降压药对心脏、血脂、血糖、电解质的不良影响。

☯ 活血降压汤（高爱芝方）

【组成】桑寄生 11g，杜仲 11g，女贞子 11g，白芍 11g，钩藤 11g，牛膝 7g，石决明 18g，熟酸枣仁 11g，丹参 11g，橘红 6g，龟甲 18g。

【用法】水煎服，每日 1 剂，分 2 次服，早、晚分服。

【功效】调理肝肾，降压活血。适用于高血压之肝肾不足、阴虚阳亢型。

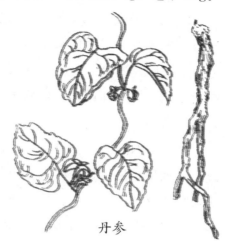

丹参

【方解】降压汤中杜仲、桑寄生、女贞子清肝补肾治其不足；钩藤、白芍、石决明、龟甲平肝潜阳治其阴虚阳亢；牛膝活血降压；酸枣仁养心安神；虑其久病多兼痰瘀，乃以丹参、橘红等活血化瘀，通其瘀，理气化痰药物参与其间，使本方避免过寒过温、偏攻偏补之弊，性质平和，利于久服，且方中之杜仲、桑寄生、钩藤、丹参、石决明、酸枣仁等，中医药理研究表明，均有降低血压作用，于临床确有实效。

【加减】气虚倦怠加人参 16g；肝阳偏盛致头痛者加杭菊花 14g；血脂偏高者加山楂 11g。

【验案】徐某，男，49 岁，退休干部。有原发性高血压 3 年，服用西药复方降压片、罗布麻降压片等效果不佳，来门诊求治。症见：血压 180/120mmHg，经常头晕，失眠多梦，性情急躁易怒，体质中等，较结实，舌脉无异常。处以杜仲降压汤 3 剂，每日 1 剂，服后头晕减轻，续服 3 剂，头晕消失，血压降至 120/90mmHg，原方每日 1 剂，又服 3 剂，以后每 5 日 1 剂，1 个月后停服，共服 15 剂，随访半年血压稳定无复发。

【按语】原发性高血压以肝肾不足、阴虚阳亢表现最为常见，故调理肝肾，使其阴阳平衡是治疗本病的重要环节，本方降压汤具有平肝潜阳、滋养肝肾之效。

高血压
传承老药方

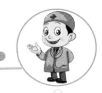

通络止痛方（刘竹生方）

【组成】白芍、毛冬青各 28g，生地黄、酸枣仁各 26g，天麻 16g，钩藤 18g。

【用法】水煎服。每日 1 剂，分 2 次服。8 天为 1 个疗程。

【功效】息风柔肝，滋养肝肾，除痰祛瘀。适用于高血压。

【方解】方中生地黄、白芍滋养肝肾，柔肝息风；天麻、钩藤驱风除痰；毛冬青祛瘀活血止痛；酸枣仁养心安眠。诸药合用以达到滋益肝肾、柔肝息风、除痰活血之目的，使机体阴平阳秘，则头痛头晕、心烦易怒、口干口苦诸症得除，实是标本兼治、阴阳并调之方剂。临床观察结果，本方治疗原发性高血压有效率达 80%，而其中以高血压 I～II 期，中医辨证为阴虚阳亢者疗效尤佳，有效率达 90%；在降压方面又以降低舒张压疗效明显，治疗后平均舒张压降低突出优于对照组，而在降低收缩压方面，治疗组和对照组无突出差异。在改善临床症状方面，治疗组亦优于对照组，且未见明显的不良反应。

【验案】陈某，女，53 岁。因反复头晕、头痛 3 年，住院诊治。入院后查血压 24/14kPa，排除继发性因素后诊断为原发性高血压 II 期。予降压方每天 1 剂，连服 3 个疗程，药后原有的头晕、头痛、健忘、口干、夜眠不佳等明显好转，测血压降至 20/13kPa，复查肝、肾、造血功能未发现异常变化。出院后继续服药 3 个月，头晕头痛失眠诸症消失，血压稳定在 19～20/11～12kPa 之间。

【按语】原发性高血压以头晕、失眠、头痛、脉弦为主要临床症状，属中医学"眩晕""头痛"范畴。究其病因病机，主要为阴阳失调，而在阴阳失调中，又以肝肾阴虚为基本病机。早期肝肾阴虚则肝阳上亢，进而形成上盛下虚的阴虚阳亢症，后期则因阴损及阳而

第二章 原发性高血压

形成阴阳两虚症。在疾病的演变过程中，每每又夹风、夹痰、夹瘀，使病情复杂化，病程迁延化。因此在治疗上往往应标本兼治，治本以调阴阳，治标以息风、除痰、祛瘀才能收到满意疗效。

☯ 菊花降压散（牛坚方方）

【组成】决明子 18g，青葙子、冬青子、天青果各 28g，夏枯草、野菊花、玉米须各 50g。

【用法】药物低温烘干粉碎后过 20～30 目筛，用无纺布纸包装成每袋 14g 的袋泡茶剂型，开水泡 10min，以饮茶方式慢饮服用，每日 3 次，每次 1 袋，30 天为 1 个疗程。复方罗布麻片每日 2 次，每次 2 片，30 天为 1 个疗程。

【功效】滋补肝肾，育阴潜阳。适用于高血压。

【验案】黄某，男，70 岁。1996 年 5 月 27 日来医院就诊。自诉患高血压 5 年，平时以服"复方降压片"维持血压。2 周前因感冒而停药，3 日来头昏头痛，失眠多梦，目胀耳鸣，口干口苦，腰酸痛。检查：血压 195/130mmHg，视网膜动脉变细，X 线提示左心室肥大，舌质赤，脉弦细。诊断为Ⅱ期高血压，辨证为肝肾阴虚，以滋补肝肾，育阴潜阳，用三青降压散，每次 1 袋，每日 2 次。6 月 8 日二诊诉头痛、目胀、心烦等症状消失，血压 150/95mmHg。7 月 29 日三诊：血压 120/85mmHg，临床症状基本消失，眼底检查恢复正常，随访半年血压正常。

【按语】中医理论认为原发性高血压的病因病机为情志失常，过度嗜酒辛肥甘，性生活过频，导致肝失疏，肝肾阴虚，阴虚阳亢。本方采用具有滋养肝肾，育阴潜阳的冬青子，民间用于治疗高血压的天青果，加于中医学药理研究证实有降压作用的青葙子、决明子、夏枯草、野菊花及有利扩张末梢血管而降压的玉米须，诸药制成滋补肝肾、育阴潜阳、利尿降压的三青降压散。经临床观察证明此药治疗肝肾阴虚型高血压疗效佳，服用方便，无不良反应，且药源丰富易得，值得推广。

第二节　肝阳上亢型

☯ 平肝泻火降压汤（谢金荣方）

【组成】杜仲 16g，黄芩 16g，生地黄 16g，山茱萸 14g，牡丹皮 8g，生石决明（先煎）14g，钩藤（后下）14g，甘菊花 14g，川牛膝 11g，茯苓 14g，柏子仁 14g。

【用法】把药用水浸泡 30min，再放火上煎 22min，下钩藤，然后煎 10min。每剂煎 2 次，将 2 次煎出的药液混合。每日 1 剂，分 2 次服。

【功效】滋阴潜阳，泻火平肝。适用于高血压（肝阳上亢型）。症见心烦急躁，头晕目眩，甚则耳鸣震颤，舌质稍红，脉弦微数。

【方解】原发性高血压大多是阴虚阳亢者，若见舌质偏红，脉微数，则是欲化火之象；拿物手颤是欲动风之征；如果进一步发展，阳亢风动，气血上冲，则有中风卒倒之险。降压以钩藤、菊花、生石决明清肝潜阳；生地黄、牡丹皮滋阴凉血；黄芩祛火；川牛膝则引血下行；

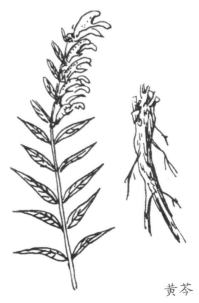

黄芩

柏子仁、茯苓安神养心；杜仲、山茱萸补肝肾以固本。全方具有滋阴潜阳，清肝泻炎，补益肝肾之功效，标本兼治，防中风于未然，为治疗阴虚阳亢型高血压的良方。中医学药理试验亦证实，方中黄芩、钩藤、生石决明、牡丹皮、茯苓、牛膝、菊花、山茱萸、杜仲等，均有不同程度的降压作用。

本方剂亦可制成蜜丸常服。服用本方应忌烟、酒、辛辣食物等刺激品，不宜饮浓茶，少吃鸡和飞禽等动风升炎之品。

【加减】如眩晕重者，天麻 8～14g，加生牡蛎 18g；头痛者，加夏枯草、白芍各 14g；胸闷痰多者，去山茱萸，加瓜蒌皮 14g，枳壳 6g；心悸者，加炙甘草、麦冬各 14g；大便燥结者，加当归 11g，枳实 6g。

【验案】李某，男，65 岁。有高血压多年，症情反反复复，曾用罗布麻片、复方降压片可暂时缓解，但仍会复发。来院诊查血压 195/98mmHg，头目胀痛，心烦善怒，口中干燥，面部潮赤，目赤溲黄，常有耳胀耳鸣，大便偏干，舌苔黄腻，脉弦滑数。脉证合参，为木火素质，肝阳亢盛，夹痰上扰所致。药用上方，前后四诊，服药渐次取效，仅作个别药物调整以巩固之。

☯ 镇肝息风汤（张锡纯方）

【组成】怀牛膝 28g，生山药 28g，赭石（先煎）24g，生龙骨（先煎）18g，生牡蛎（先煎）18g，生地黄 18g，白芍 11g，柏子仁 11g。

【用法】每日 1 剂，分 2 次服，水煎。

【功效】息风镇肝，育阴潜阳。适用于肝阳上亢之目眩头晕，耳鸣目胀，梦多失眠，心悸健忘，口干，舌稍红，脉弦劲而长等症；可用于高血压、神经衰弱、眩晕症属肝阳上亢者。

【方解】方中重用牛膝引血下行，可以治标，之主药；重用山药

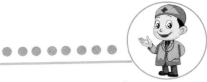

滋补真阴，此为治本之主药；又用龙骨、牡蛎清肝息风；代赭石降胃防逆；生地黄助山药滋润肝肾，白芍疏肝敛阳和阴；柏子仁养心润燥。诸药合用，能使肝木调和，肾水充沛，肝阳下降，肝风平息，头晕诸症自除。

【加减】便秘者，加五味子 28g；心中热甚者，加生石膏 28g；有痰者，加胆南星 6g；初次服药感觉气血上攻而病加剧者，加麦芽 16g，茵陈 7g，川楝子 7g；如偏肝肾阴虚者，加熟地黄、千日红、龟甲；肝火偏盛者，加龙胆、牡丹皮、钩藤、生大黄。

【验案】王某，男，72 岁。2000 年 1 月 10 日来医院就诊。有高血压 15 余年，自服西药降压，仍时有反复。检查：头晕头痛，烦躁易怒，腰膝酸软，五心烦热，面部潮红，失眠口干。查舌暗赤，苔黄腻，脉弦滑。查血压 170/100mmHg。诊断为眩晕，证属肝肾阴虚，肝阳上亢。治则滋养肝肾，平肝潜阳。药用上方，服 15 剂后二诊，症状明显减轻，时感口苦口燥，上方加黄芩 11g。服 15 剂后三诊，症状基本消失，查血压 145/95mmHg，上方做丸药巩固疗效。1 年后患者看其他病来诊，诉症状未再复发，血压 140/90mmHg 左右，情况良好。

多味建瓴汤（赵永祥方）

【组成】生白芍 16g，生地黄 28g，生龙骨 28g，柏子仁 11g，川牛膝 16g，赭石（先煎）28g，紫丹参 16g，郁金 7g。

【用法】每日 1 剂，分 2 次服，水煎。

【功效】滋阴安神，镇肝息风。适用于原发性高血压（肝阳上亢型）。

【方解】建瓴汤出自《医学衷中参西录》，方中以生地黄、生白芍、生龙骨、柏子仁、牛膝、赭石为基础，加丹参、郁金理气活血而解郁化滞。诸药合用，共奏清肝息风，滋阴补肝之功效。

【加减】血压过高、头痛剧烈，加钩藤、玉竹、生石决明；神志恍惚不清，加生龙齿、玄参；失眠，加首乌藤、三七；腰脊酸痛，加杜仲、桑寄生。

☯ 滋阴凉血汤（陈正玲方）

【组成】玉竹 28g，生石膏（先煎）28g，钩藤 28g，玄参 16g，女贞子 11g，车前草（鲜草尤佳，用 60g）24g。

【用法】每日 1 剂，分 2 次服，水煎。

【功效】滋阴益肾，平肝潜阳，泄热息风。适用于高血压（肝火上亢型）。症见头部胀痛，面红目赤，眩晕，口苦咽干，舌红苔黄干，气促便秘，烦躁易怒，睡眠不安或夜梦纷纭，小便短赤，脉弦数有力者。

【方解】玉石汤中以入肺、胃二经的生石膏为主药是本方的特点，取其大寒，质重而能清降头目之火，且能泄热解烦。加玄参、女贞子、车前草 3 味取六味丸"三补三泄"之意；与玉竹、女贞子、玄参一起滋阴益肾；钩藤平肝，合石膏平肝潜阳；车前草利尿泄热以息风。合而用之，共奏平肝潜阳，泄热息风，滋阴益肾之功效。

【加减】失眠、肢体酸楚，加大枣、首乌藤以养血安神，或加紫丹参活血通络，引阳入阴，镇静催眠；便秘腹胀，加生大黄，以涤垢泻火；痰多者，加天南星、竹沥或天竺黄，以清热涤痰，除烦止晕；如烦热甚者，加地黄、牡丹皮、骨碎补、知母以滋阴凉血；眩晕如处舟中，加珍珠母或石决明以平肝潜阳；内风萌动，可择加夏枯草、黑芝麻、桑叶、白菊花、牛黄、麦冬以清热息风，养阴柔肝。

当患者血压稳定后，可用决明子炒香研成粉剂，泡开水当茶饮，每次 6g，长期服用，以巩固疗效。

【验案】张某，男，52 岁。因 1 年来经常出现头胀痛来诊，以头

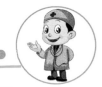

痛头胀为主要表现，伴耳鸣重听，视物不清，失眠健忘，眩晕易怒，腰酸乏力，其舌质红，苔薄黄，脉弦滑。测血压 150/100mmHg，否认其他慢性病史。诊为高血压。此为肝肾阴虚，肝阳上亢所致，则滋阴潜阳，镇肝息风法。患者连续服上方药 7 剂，第二次来诊时头痛已基本消失，其余症状明显好转，测血压 130/90mmHg。又连续服上方 14 剂，症状全消，血压稳定在 120～130/80～90mmHg 之间，随访无复发。

滋阴养肝汤（高尚华方）

【组成】桑椹 11g，莲子须 11g，女贞子 11g，墨旱莲 11g，山药 16g，牛膝 16g，龟甲（先煎）28g，生牡蛎（先煎）28g。

【用法】每日 1 剂，分 2 次服，水煎。

【功效】补肾滋阴，平肝潜阳。适用于高血压（阴虚阳亢型）。症见眩晕，记忆力减退，耳鸣，心悸失眠，精神不振，盗汗，腰膝酸软无力，脉细数者。

【方解】患者因肝阳上亢而致眩晕者，多由身心过劳，或由情志郁结，或年事已高肾液已衰，水不涵木，导致头晕目眩。笔者认为，眩晕之治法，一般以滋养肝肾为主，至若肝阳上亢，化火生风者，则宜清之，镇之，潜之，降之。从本方可见，滋、清、潜、降俱全，可见构思巧妙，配伍严谨，疗效一定令人满意。

【验案】何某，男，64 岁。2000 年 9 月 13 日就诊。头痛反复 3 年，西医诊断为高血压。3 天前因情绪过于激动，血压升高。现头痛、头胀、失眠，右侧头部更甚，颈项胀，眼睛充血，胸闷，烦躁易怒，出汗，口苦口干，尿黄，舌质暗红，苔薄黄，脉细弦数。血压 160/90mmHg。证见为肝火上亢。治则平肝泻火。上方，每日 1 剂。服 1 周后复诊：头痛明显缓解，颈胀、烦躁、胸闷减轻，小便转清，仍口苦口干，膝关节疼痛、乏力，血压 130/84mmHg。仍以滋阴清肝潜阳法，前方加秦艽、杜仲各 16g。再服 10 剂，诸症均缓解，随访 3 年，血压稳定。

☯ 育阴潜阳方（石学敏方）

【组成】天麻 11g，珍珠母 11g，钩藤 16g，菊花 14g，桑椹 11g。

【用法】每日 1 剂，分 2 次服，水煎。①煎剂：每日煎服 1 剂，珍珠母敲碎先煮 1h，然后入其他药，煎沸后用小火煮 1h，每剂煎 2 次，分早、晚服完。②片剂：珍珠母先熬；余药熬成浸膏，作糖衣片，20 日为 1 个疗程。服药过程中停服其他药物，忌辛辣刺激性食物。

【功效】潜阳育阴，平肝息风。适用于高血压肝阳上亢、阳亢阴虚证。表现为眩晕，易怒，面红，耳鸣，心烦，心悸，肢体麻木，脉弦细数，舌赤者。

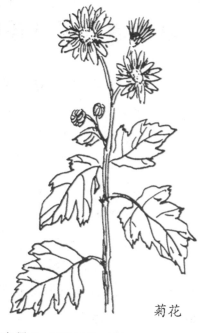

菊花

【方解】原发性高血压属中医学"眩晕""肝风"范围。肝为风木之脏，其性刚为主动主升。《临证指南医案·眩晕》曾记载："经云：诸风掉眩，皆属于肝。头为六阳之首，耳目、口鼻皆系清空之窍，所患眩晕者，非外来之邪，乃肝胆之风阳上冒耳。"《类证治裁》也有记载："眩晕可由高年肾液已衰，水不涵木，或由病后精神未复，阴不及阳，以致目昏耳鸣，震脓不定。"故其治法，宜平肝之急以息风，滋肾之液以驱热，补肾滋肝，育阴潜阳。本方中珍珠母清

高血压 传承老药方

肝、养阴、潜阳为君；天麻、钩藤，平肝清肝息风为臣；菊花滋肾、清头目，主金水二脏，《本草正义》说其"摄纳下降，能平肝火，息内风，摄纳虚阳而归于下"；桑椹滋肝肾，《本草经疏》也说其"为凉血补血滋阴之药"；合菊花为佐使，共奏益肾滋肝、缓晕宁神之功效。

【加减】如肝阳偏亢阴虚甚者，加滋养肝肾之墨旱莲、女贞子、生地黄之属；心烦面赤，加何首乌、栀子清肝火以息风；兼腑热便秘，加牛黄、芒硝通腑以泻热；失眠甚者，加首乌藤、茯神、大枣之属，以养心宁神。

【验案】王某，女，67岁，退休教师。2003年3月13日来医院就诊。头晕乏力5天，走路不稳，头重脚轻，且易烦躁，眠差多梦，健忘双目干涩，手足心热，因开旅馆过度操劳引起。舌暗赤，苔薄黄，脉弦滑。血压165/105mmHg。证属肝肾阴虚，肝阳上亢。治则育阴潜阳，清上实下。用上方，服6剂后，患者头晕乏力好转，睡眠稍好转，但仍心烦，且偶感胸闷。上方加丹参28g，女贞子16g，续服12剂。患者头晕现象消失，行走稳，舌暗赤，苔薄黄，脉弦，血压150/90mmHg，续服原方6剂，以资巩固。

珍珠降压汤（李卫方）

【组成】石决明26g，珍珠母18g，何首乌50g，菊花16g，钩藤16g。

【用法】水煎服，每日1剂，分2次分服。

【加减】肝阳上亢（高血压Ⅰ～Ⅱ期）：血压一般持续在22.6/13.3kPa（170/100mmHg），头晕，头痛，头胀，口苦，目赤，失眠，烦躁易怒，舌红苔黄，脉弦滑，加玄参、白芍各16g，牛黄6g，蒺藜16g，地龙16g，夏枯草16g。

【功效】息风平肝，潜阳育阴。适用于原发性高血压。中医学辨证属肝阳上亢、肝肾阴虚证。

【方解】具有清肝息风、育阴潜阳之效。方中珍珠母、石决明、菊花、钩藤清肝息风潜阳，重用何首乌育阴，对于阴虚阳亢者效果较好。临床根据症状，辨证加减用药，均可获十分满意疗效。

【验案】李某，女，59岁。1979年4月12日入院。患者于1978年7月自觉头晕，失眠目眩，眼花，经某医院确诊为原发性高血压，常服用中、西药治疗无效，血压逐渐升至25.3/17.3kPa（190/130mmHg），前来诊治。症见头痛耳鸣，心烦失眠，口燥咽干，健忘腰膝酸软，舌质淡赤，舌苔薄白，脉弦细。心肺检查正常。血压25.3/17.3kPa（190/130mmHg）。被诊断为原发性高血压（眩晕证，肝肾阴虚型）。用清脑降压汤加肝肾阴虚型之配方，日服1剂，分2次服，10日为1个疗程，共服20剂，血压正常而稳定后出院，随访无复发。

【按语】高血压是常见的慢性疾病之一，属"眩晕""肝阳""肝风"等范畴。患者以肝阳上亢为主，多肝肾阴虚，或多为阴阳两虚。

☯ 清肝泻火汤（张倩君方）

【组成】豨莶草28g，夏枯草28g，益母草28g，决明子36g，石决明28g。

【用法】水煎服，每日1剂，分2次服。

【功效】清肝泻火，息风潜阳。适用于高血压。对情志失调或饮食不节所致之肝火和肝阳上亢者尤宜。

【方解】方中夏枯草味苦辛性寒，入肝、胆二经，清肝火，散疏郁结；豨莶草味辛性微寒，入肝、心经，治肝肾风气，疏通经络；

益母草味苦性微寒，归肝、心经，活血祛瘀；决明子味甘苦咸性微寒，入肝、大肠经，可润肠，除肝热；石决明味咸性寒，行肝经，具有平肝潜阳、清肝明目之功。诸药合用，降压功效卓然。

【加减】肝火炽盛者加黄芪、栀子、龙胆；肝肾阴虚加生地黄、龟甲、山茱萸；痰湿壅盛者加玄参、白术、天麻。

【验案】吴某，男，45岁。自述于某次运动中受伤，自此罹患高血压。多次服降压灵、利舍平、益寿宁等药，病情时好时犯。近因事不如愿，血压升至190/110mmHg。症见：头晕，目眩，烦躁，口苦，失眠，舌红，苔薄白略黄，脉弦数。用上方加远志、酸枣仁、首乌藤，日服1剂，共6剂。服3剂即睡眠好转，头晕目眩诸证亦大减。遂减去远志、酸枣仁、首乌藤，守方继服30余剂，血压稳定在130～140/80～90mmHg，随访1年未复发。

☯ 养血健脾方（黄娟方）

【组成】当归、茯苓、芍药、白术、柴胡各28g，甘草16g，生姜、薄荷少许。

【用法】水煎服，每日1剂。

【功效】养血健脾，疏肝解郁。适用于高血压之肝阳上亢脾虚证。症见两胁作痛，口燥咽干，神疲食少，头痛目眩，或往来寒热，或月经不调，乳房胀痛，脉弦而虚者。

【方解】养血健脾方以治肝阳上亢脾弱之证。肝阳上亢则头晕目眩，月经不调；血虚失养则口苦口干，肝

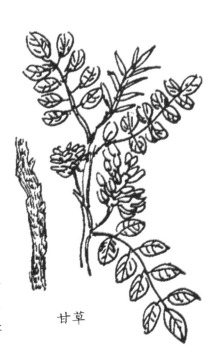

甘草

亢而脾胃虚弱则神疲食少。柴胡可疏肝解郁，条达肝气；白芍可养血敛阴，柔肝缓急；当归可养血和血；白术、茯苓、甘草可健脾益气，实土御木；薄荷可透达肝经郁热；生姜可降逆和中，辛散达郁；甘草可调和诸药。

【加减】肝郁气滞较甚，加香附、桔梗以疏肝解郁。血虚甚者，加熟地黄以养血，又称黑逍遥散。肝郁化火者，加牡丹皮、柿蒂以清热凉血，又称加味逍遥散。

【验案】周某，男，59岁。1997年5月5日就诊。头晕、心悸、脑胀半年，伴有面色潮赤、失眠、腰酸乏力，舌赤，苔白，脉弦细。血压150/110mmHg（1mmHg相当于0.133kPa）。辨证为肝阳上亢伴肾虚火旺。治以平肝潜阳佐以滋阴补肾。用上方，每日1剂，水煎服。服药6剂，5月12日复诊：血压140/95mmHg，诸症较前明显减轻。继用上方再进8剂，诸症消失。便用上方做成中成药长期服用，调理善后。3个月后随访，血压正常。

【按语】养血健脾方为清肝养血之要方。肝喜条达，恶抑郁，为藏血之脏，体阴而于阳。若情志不畅，肝木不能条达，则肝体失于柔和，以致肝阳上亢。治则疏肝解郁，养血健脾之法。方中之药，深合《素问·藏气法时论篇》"肝苦急，急食甘以缓之""脾欲缓，急食甘以缓之""肝欲散，急食辛以散之"之旨，可使肝郁得疏，血虚得养，脾弱得复。本方的用药特点是既气血兼顾，又肝脾同调，补肝体而助肝用，立法周全，组方严谨，故为调肝养血之名方。临床凡见肝阳上亢脾弱者，均可用治。

☯ 清热活血饮（张贵有方）

【组成】钩藤（后下）11g，天麻7g，石决明（先煎）18g，栀子、黄芩各7g，川牛膝11g，杜仲、益母草、桑寄生、首乌藤、朱茯神各 7g。

【用法】水煎服，每日 1 剂。

【功效】平肝息风，清热活血，补益肝肾。头痛，眩晕，失眠，舌红苔黄，脉弦。适用于肝阳偏亢，肝风上扰证。

【方解】清热活血饮所治以肝阳偏亢，肝风上扰之证，肝阳偏亢，火热上延致头痛，头晕，热扰心神则失眠多梦。天麻、钩藤可平肝息风；石决明可平肝潜阳，清热明目；川牛膝可引血下行；栀子、黄芩可清热泻火；益母草可活血利水；杜仲、桑寄生可补益肝肾；首乌藤、朱茯神可安神定志。

【验案】汪某，女，42 岁。1996 年 7 月 9 日就诊。患有间歇性头胀、头痛 2 年，近日加重，伴心烦易怒、口燥口苦、噩梦纷扰，每次临经乳房胀痛，经量多、色红，舌红，苔薄黄，脉弦数。诊时血压 200/115mmHg。证见为肝火亢盛伴肝气郁结。治以清肝泻火佐以疏肝解郁。药用上方，每日 1 剂，水煎服。服药 6 剂，血压降至 145/100mmHg。再予 10 剂，诸症悉平，血压恢复正常。并嘱其平素常服天麻降压丸，调理善后。

【按语】钩藤饮为治疗肝阳偏亢、肝风上扰的有效方药。从组方分析，以清肝息风药为主，配伍清热，引血下行，补益肝肾及安神定志之品，主要针对头痛、眩晕、失眠三个主症。因为肝为藏血之脏，肝阳上亢，常有阴血不足的病机，故应适当配伍滋阴养血之品，达到标本兼顾。

☯ 补益肝肾汤（孙文山方）

【组成】桑叶 6g，羚羊角片（代，先煎）4.6g，贝母（去心）11g，生地黄 16g，钩藤（后入）7g，菊花 7g，茯神 7g，白芍 7g，甘草 2.6g。

【用法】用竹茹 16g 与羚羊角先煎代水，再煎剩余各药，去渣，每日 1 剂，分 2 次温服，早、晚各 1 次。

【功效】清热止痉，平肝息风。适用于肝阳上亢，肝风内动之高血压。症见头晕脑胀，耳鸣心悸，或手足躁扰，甚则瘛疭，狂乱痉厥。

【方解】补益肝肾汤中以羚羊角、钩藤清热凉血，息风止痉，为君药；桑叶、菊花清热祛火为臣药；白芍、生地黄、甘草养阴增液以补肝舒筋；贝母清热除痰；茯神养心安神，均为佐药；甘草调和诸药，兼以为使。诸药合用，共奏平肝息风，清热止痉之功效。

【验案】李某，女，52 岁。断经 2 年余。2 年前始感烦躁，失眠，多梦，目弦，耳鸣，皮肤干燥，时自汗出，面部烘热，口干咽燥，大便干，查舌暗红，体瘦小，苔薄白，脉沉细。查血压 150/90mmHg，血压波动较大。诊为风眩，证见阴血亏虚，肝阳上扰。治则滋阴补血，平肝安神。方上药服 15 剂，二诊，症状较前明显减轻，自感出汗多。上方加浮小麦 28g，黄芪 18g。服 15 剂后，症状基本消失，查血压 140/85mmHg，上方做丸每丸 3g，每次 5 丸，每日 3 次。其后半年来诊，症状消失，查血压在 140/85mmHg 左右波动。

第三节　痰浊内蕴型

☯ 党参降压汤（石印红方）

【组成】白术 18g，茯苓 18g，党参 18g，天麻 16g，法半夏 16g，

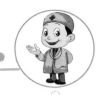

胆南星 16g，石菖蒲 18g，僵蚕 16g，陈皮 8g。

【用法】水煎服，每天 1 剂，分 2 次服用。4～6 周为 1 个疗程，治疗期间停用一切对血压有影响的药物。

【功效】息风化痰，健脾养胃。适用于高血压之征。症见心悸、胸脘痞闷、头晕、头痛、肢体倦怠、纳呆多寐、舌胖质淡、苔白腻、脉弦滑。

【方解】降压汤中以法半夏、胆南星、石菖蒲化痰祛浊；党参、白术、茯苓、陈皮健脾养胃；天麻、僵蚕息风祛痰止眩。并根据患者的情况来加减用药，达到化痰降压的效果。

【加减】痰郁化热者减白术、党参，加黄芩 16g，竹茹 16g，夏枯草 18g；肝阳上亢者加钩藤 16g，石决明（先煎）18g；肝肾不足者加牛膝 16g，杜仲 14g，桑寄生 18g；纳呆少食者加谷芽 18g，麦芽 18g，山楂 16g；血瘀者加丹参 18g，川芎 16g。

【验案】除某，男，53 岁，有高血压已 5 年，血压最高时 210/110mmHg，平时在 180/100mmHg 左右，平素善食肥厚味，形体肥胖。1996 年 8 月来诊，自诉近 1 周来头晕头痛加剧，伴有心悸、胸脘不适。查体：心肌劳损，血脂偏高，舌淡红苔白腻，脉弦滑，血压为 190/105mmHg。诊断为高血压（Ⅱ期），辨证为痰浊内蕴。

处方：天麻 16g，茯苓 18g，白术 18g，法半夏 16g，胆南星 16g，陈皮 8g，石菖蒲 18g，丹参 18g，山楂 16g，紫苏梗 16g，葛根 16g。每日 1 剂，水煎服，分 2 次服用。服药 3 周后血压降至 140/90mmHg，血脂降至正常水平，头晕头痛、胸闷心悸消失，随访至今病情稳定。

【按语】原发性高血压常引起严重的心、脑、肾并发症，属于中医学"眩晕""头痛""心悸"范畴。从临床中观察，高血压的发生与恣食膏粱厚味及形体肥胖有关，而且多伴有高脂血症、冠心病等，属脾虚痰浊内阻。由于脾虚不运，内生痰浊，上蒙清窍，而成眩晕、头痛、失眠、心悸等症状，如《丹溪心法·头眩》中有"无痰不作眩"的主张，提出"大概肥胖人多湿，痰上……治则从痰为主"。因此，从脾论治高血压，是治疗以化痰健脾为主。

☯ 健脾化痰汤（韦立仁方）

【组成】钩藤 20～28g，天麻 14g，珍珠母 28g，牛膝 14g，半夏 14g，陈皮 14g，云茯苓 14g，甘草 6g。

【用法】水煎服，每日 1 剂，分 2 次服。15 剂为 1 个疗程。

【功效】平肝化痰。适用于高血压。

【方解】化痰汤方中以天麻、钩藤、珍珠母清肝潜阳为主药，据记载珍珠母、钩藤大剂量可直接抑制血管运动中枢，使血管扩张、外周阻力降低而降压；辅以半夏、陈皮、云茯苓

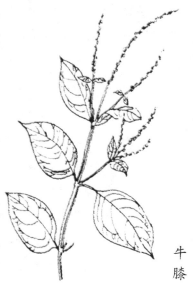

牛膝

健脾祛痰降浊；并以牛膝引火下行；以甘草调和诸药，诸药配合平肝化痰之力尤捷。本方药主治风痰上扰之证，若用于其他证型者则需加减为宜。

【加减】头晕嗜睡者加石菖蒲 16g，远志 6～14g；夹瘀者加川芎 10～18g；烦躁易怒，口干口苦者加栀子 14g；若血压升高幅度大者，加夏枯草 10～16g，菊花 14g；头痛甚者加蔓荆子 14g；头部或肢体麻木者加全蝎 14g；夜寐欠安者加龙骨、牡蛎各 18g。治疗期间停用其他药物。

【验案】张某，女，67 岁。1993 年 4 月 6 日来医院就诊。有头晕

头昏反复发作 9 年余，加重 3 个月。门诊曾以"原发性高血压"多次收住院治疗，口服复方降压片、硝苯地平及静滴维脑路通、蝮蛇抗栓酶、脉络宁等药，症状有所缓解，但疗效不巩固，后求治于中医，临床表现为头昏头晕，烦躁易怒，口苦口干，纳呆，无肢体麻木，失眠健忘，二便调，舌红苔黄腻，脉弦。血压 25/15kPa（187/113mmHg）。心肺（一），四肢肌力、肌张力皆无力。中医诊为"眩晕"，西医诊断为"原发性高血压"。辨证为风痰上扰，治以平肝化痰，用平肝化痰汤加栀子 14g，石菖蒲 16g。服药 3 剂，诸症减轻，血压降至 23.5/13.3kPa（176/100mmHg）。继服上方 3 剂，诸症消失，舌红苔白微腻，脉沉细，血压降至 20/12.5kPa。继用上方去栀子 5 剂，血压降至正常，随访 1 年未再复发。

【按语】原发性高血压证属"眩晕""头痛"范畴，病机皆为肝阳上亢，痰浊中阻，气血亏虚，肾精不足等，其主病在肝，常涉及脾肾等脏，临床表现上有虚实之分或虚实夹杂。其中风痰上扰型高血压较多见，故平肝化痰是治疗高血压的主要法则之一。

☯ 半夏白术天麻汤（焦良山方）

【组成】半夏 6g，天麻（先煎）7g，白术 7g，茯苓 11g，陈皮 11g，制天南星 11g，枳壳 11g，炙甘草 6g。

【用法】每日 1 剂，每次 120ml，水煎服，每日 2 次，分早、晚各 1 次。

【功效】除湿健脾，化痰息风。适用于痰浊内蕴型高血压。

【方解】本方是补肾助阳的代表方，源于《金匮要略》，现在多称其为"金匮肾气丸"。原是治疗肾阳不足的腰痛、痰饮、水肿消渴、脚气、转胞等症。体现了"益火之源，以消阴翳"之旨。

①此方虽为肾阳不足诸证而设，但"善补阳者，必于阴中求

阳"，故用干地黄、山茱萸、山药等补阴药与桂枝、附子等补阳药配伍而成。

②从用药剂量分析，补肾阴药居多，温阳药较轻，"纳桂、附于滋阴剂中十倍之一"，其立方之旨，在于微微生火，鼓舞肾气生成，"取少火生气"之义，故方名"肾气丸"。

③配泽泻、茯苓利水化湿祛浊，牡丹皮清泄肝火，三药于补中寓泻，使邪祛则补药得力，并防滋阴药之腻滞。

天麻汤中天麻、半夏共用，是痰浊上蒙型眩晕的君药；以白术为臣，健脾化湿，与半夏、天麻配伍，祛湿化痰止眩之功益佳；以茯苓健脾渗湿为佐，与白术相合，尤能治痰之本；陈皮理气化痰为佐；炙甘草调和诸药为使，加用制天南星加强燥湿化痰之力，枳壳加强理气化痰之效。全方共奏健脾除湿，化痰息风之功。

【按语】本方以健脾化湿、祛痰降浊法治疗痰浊上蒙型眩晕，方中半夏白术天麻汤加味，方中天麻味甘平柔润而入肝经，具有清肝息风之效，《本草纲目》曰"天麻入厥阴之经而治诸病"。按罗天益云："眼黑头旋，风虚内作，非天麻不能治。"明·李时珍认为半夏性辛能润，能行气。张景岳曾说："半夏性燥湿降痰。"半夏之燥使痰浊排解消散，半夏之降使糟粕不能停留，阻滞得以开通。

☯ 化痰息风汤（王樟连方）

【组成】半夏 11g，天麻 14g，白术 16g，茯苓 28g，橘红 11g，钩藤 16g，海藻 18g，怀牛膝 16g，决明子 18g，生山楂 16g，栀子 14g，泽泻 11g，车前子 18g。

【用法】每日 1 剂，水煎，分早、晚各 1 次口服。60 日为 1 个疗程。

【功效】息风化痰，降浊通脉。适用于痰浊内蕴型高血压。

【方解】息风汤方中天麻通脉息风而止头眩，半夏燥湿化痰，两者相配共奏化痰息风之效，是治疗眩晕、头痛之要药；白术健脾燥湿，钩藤平肝息风，与半夏、天麻配伍，祛湿祛痰，止眩之功更佳；茯苓健脾养胃，渗湿利水；橘红理气化痰；怀牛膝补肝肾，通血脉；海藻、车前子消痰利水降压；泽泻、生山楂、决明子化浊降脂。诸药相合，则痰浊得去，利湿得渗，风阳得清，浊降升清，气化复常。

【按语】原发性高血压合并肥胖症者，多有痰浊夹杂其中，主要病理机制为饮食不节，过食肥甘，损伤脾胃，运化失调，导致痰浊不泄，痰湿浊邪窜入脉中则壅遏气血，清浊升降失常而发眩晕。所以，在治疗时应重视化痰息风、化浊通脉，单纯以平肝潜阳等法治疗往往难奏良效。所以，确立了化痰息风的治疗方法，并筛选药物组成了化痰息风汤。

☯ 化痰降压汤（马家祥方）

【组成】杜仲 16g，黄芪 28g，陈皮 6g，半夏 14g，茯苓 18g，桑寄生 16g，牛膝 16g，竹茹 14g。

【用法】水煎服，每日 1 剂，分 2 次服，

【功效】补肾健脾，化痰降压。适用于痰浊内蕴型高血压。

【方解】化痰降压汤方中黄芪、杜仲、桑寄生、茯苓补脾肾之气；陈皮、半夏、竹茹化积祛痰；牛膝补肝肾兼

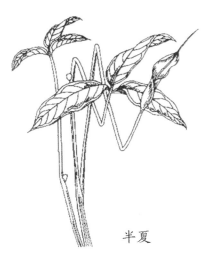

半夏

引血下行，诸药共奏健脾补肾、化痰降压之功。中医药理研究证实：黄芪能扩张外周血管、改善组织供血，对血压有调节作用；杜仲、

牛膝、竹茹、半夏均有明显的降压作用。

【按语】眩晕、头痛、失眠是高血压的常见临床症状。中医学认为"无虚不作眩""无痰不作眩"。"虚"指脾肾气虚，"痰"指痰湿受滞。尤其老年高血压患者，大都有气虚痰阻的临床现象。根据这一临床特点，自拟益气化痰汤治疗高血压之气虚痰阻证。

☯ 补肾化痰汤（冯光荣方）

【组成】茯苓、石菖蒲、杜仲各16g，天麻、半夏各18g，白术、陈皮、夏枯草各11g，大枣5枚，甘草6g。

【用法】上述方药分别以常法水煎，头煎加水500ml，取汁150ml，二煎加水400ml，取汁100ml，两煎混匀，每日1剂，分3次口服，连续服药15日。并口服氨氯地平5mg，每日1次。

【功效】燥湿祛痰，和胃健脾。适用于痰浊内蕴型高血压。

【方解】化痰汤方中天麻息风止头眩，《本草纲目》说："天麻为治风之神药"；半夏化湿祛痰；白术健脾祛湿，三药为主药；茯苓、大枣、甘草三种是健脾和胃之臣药，再加陈皮理气化痰，使脾胃健运，痰湿不留，眩晕乃止。加石菖蒲通阳开窍，杜仲补益肝肾。

【按语】患者大多饮食不节，肥甘厚味太过，使脾胃受伤；或忧思、劳倦伤脾，以致脾阳不振，健运失司，积聚成痰；或肺气不足，升降失司，水津不能通调输布，津液留聚而生痰；或肾虚不能化气行水，水泛而为痰；或肝气郁结，气郁湿滞而生痰。痰阻经络，清阳不升，清空之窍失于所养，所以头目眩晕。此前人所谓"无痰不作眩"之说。治则燥湿祛痰，健脾和胃为主。

☯ 祛痰活血方（李现林方）

【组成】天麻、地龙、桑寄生、川牛膝各16g，丹参、石决明各28g，川贝母11g，桑叶14g，川芎、半夏各7g。

【用法】水煎服，每日1剂，先用冷水将药物浸泡30min，小火煎，取汁150～200ml，早、晚各1次，所有病例均服药5周。

【功效】活血祛痰，平肝潜阳。适用于痰浊内蕴型高血压。

【方解】活血方中地龙清热息风，通血脉，平肝降压，善走血分，利关节，并能消瘀滞。桑叶疏风明目，《本草经疏》对桑叶的性味与功效进行了分析阐发。书中云："桑叶，甘所以益血，苦寒所以凉血，甘苦相合，故下气而益阴……"川贝母消热化痰，临证时还需考虑病史较长，久病痰浊凝滞致瘀，根据"久病必瘀"之说，选用丹参可活血祛瘀，并能专走血分，化瘀生新，凡气血瘀滞，均可选用。桑寄生较温和，其煎剂有镇静、利尿、降压、强心、扩张血管、舒张冠状动脉，增强冠状动脉血流量等作用。川牛膝活血祛瘀，引血下行，能减轻肝阳上亢、虚火上炎、血热妄行等症状。川芎活血行气。石决明平肝潜阳、清肝明目。

【加减】阴阳两虚者加瓜蒌、酸枣仁；痰浊壅盛者加天竺黄；肝火亢盛者加龙胆、栀子；阴虚阳亢加牡蛎。

【按语】痰浊内蕴型高血压患者大多膏粱厚味，形体较胖，痰浊内生，日久不愈，阻滞气血，痰瘀互结，而成本病，正如朱丹溪所言："无痰不作眩"。根据以上发病机制的认识，提出痰瘀同治、化痰化瘀的基本法则。遣方用药首选半夏、天麻，《脾胃论》说："足太阴痰厥头痛，非半夏不能疗，眼黑头旋，虚风内作，非天麻不能除。"《医学心悟》亦说："有湿痰壅遏者，头旋眼花，非天麻半夏不能除是也。"说明半夏、天麻二药是祛痰息风良药。历代医家均将其作为治疗眩晕头痛的要药，切不可忘记。

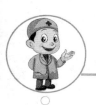

第四节 阴阳两虚型

☯ 当归降压汤（刘红丽方）

【组成】知母、淫羊藿、巴戟天各 11g，当归 16g，仙茅、黄柏各 14g。

【用法】水煎服，每日 1 剂，分 2 次分服，早、晚分服。同时，坚持基础治疗，并加服卡托普利 25～50mg，每日 2～3 次。要求患者合理饮食，适当运动，调适情志，戒烟限酒，严格控制血糖以达标。

【功效】温补肾阳，补肾精，泻相火。适用于老年高血压糖尿病，证属阴阳两虚、相火内动。

【方解】降压汤中仙茅、淫羊藿、巴戟天温和肾阳，补养肾精；当归补血活血；知母、黄柏滋养肾阴，清虚热。诸药共奏温肾阳、补肾精、泻相火之功，结合本病主要病机。而本病临床常见本虚标实之证，本虚因素为肝肾阴虚、阴阳两虚，标实因素为瘀血、火热、痰浊。血瘀证是糖尿病的各种慢性并发症的病理基础。因此，临床应用降压汤时应选加丹参、半夏、益母草、地龙等活血化瘀之品，并针对不同情况灵活加减。本方组方虽说温肾阳、益肾阴兼顾，但总是以温肾阳为重点，临床若肾阴虚偏重时，应适当加用补阴药如生地黄、当归、龟甲等。

【加减】若火热偏盛加石决明、白芍、珍珠母、豨莶草、黄连等，并可适当减少仙茅、淫羊藿、巴戟天的用量，或去仙茅；形体肥胖、痰浊内盛选加茯苓、生白术、半夏等。应用时可选加丹参、牛膝、益母草、地龙等品。

【按语】根据国外资料统计，糖尿病老年人中高血压患率高达40％～80％。糖尿病合并高血压可加速老年人心脑血管并发症及肾病的发生和发展，治疗时应使血压降至正常。老年糖尿病并发高血压的病机主要包括两个方面：一是年老肾亏，肾中阴精亏虚，日久阴损及阳，而致阴阳两虚；二是消渴日久，燥热伤阴，肝肾阴虚，阴虚则阳亢，阳亢风动。当归降压汤是温养苦泻，既顾及肾阴肾阳之虚，又兼顾虚火上延；既补肾益精，又温补肾阳，还清肾中之虚火，使肾中阴阳得以相和。

☯ 祛湿化痰汤（周彩云方）

【组成】白术、茯苓、泽泻各 24g，党参、生龙骨、生牡蛎各 28g，当归、白芍、赭石、荷叶各 16g，川芎、柴胡各 11g，半夏、陈皮各 7g，甘草 4g。

【用法】水煎取汁，每日 1 剂，早、晚分服。5 周为 1 个疗程。

【功效】益气健脾，活血养血，祛湿化痰，升清降浊。适用于老年高血压，证属脾失健运、升降失常、阴阳两虚、湿邪停聚。

【方解】化痰汤中党参、白术、茯苓、甘草健脾补气，培补后天之本；川芎、当归、白芍养血活血舒筋；半夏、陈皮、荷叶、泽泻祛湿化浊；生龙骨、生牡蛎、赭石重镇降

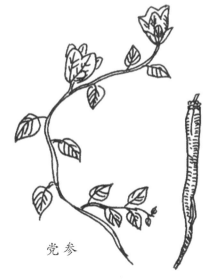

党参

逆，育阴潜阳；柴胡升举阳气，且与白芍相合调达疏理肝气。诸药相伍，共奏养脾益气、养血化瘀、祛湿化痰、升清祛浊之功，且补

而不腻，温而不燥，升不助逆，降不伐气，补泻并用，故临床疗效十分显著。

【验案】黄某，女，68岁。1991年7月12日来医院就诊。症见形体肥胖，喜食辛辣食物。近日感头晕头痛，口苦，腰膝酸软，面部烘热，烦躁不安，失眠，大便干，舌暗红，苔黄腻，脉弦滑。查血压160/100mmHg。诊断为眩晕，证属阴阳两虚，痰火上扰。治则清肝泻火，养阴化痰。二诊：服15剂后症状明显减轻，感失眠、心烦。上方加炒酸枣仁18g，莲子心16g。服15剂后，三诊：症状基本消失，查血压150/90mmHg，上方做丸药巩固治疗。1年后来诊，自诉症状未再发作，血压130/85mmHg左右。

【按语】本方是治疗老年高血压的经验方。高血压的形成因素很多，大多为数因相合，互为影响，但以脾胃功能失调最为常见。脾居中洲，通连上下，系阴阳气血化生之源及脏腑气机升降之枢纽。脾气虚弱，升降失运，则脾的运化功能障碍，从而致使阴阳亏虚或水液代谢失调而致湿邪停聚、清阳不升、浊阴不降，最终形成高血压。治疗注重调节脾胃功能，因此投以化痰汤。

☯ 补肾填精方（朱晓鸣方）

【组成】巴戟天、山茱萸、石斛、肉苁蓉各7g，熟地黄11g，大枣14g，炮附子、五味子、肉桂、白茯苓、麦冬、石菖蒲、远志各6g，薄荷、生姜各6g。

【用法】每日1剂，水煎服。

【功效】滋补肾阴，肾阳，开窍化痰。适用于喑痱。症见足废不能用，舌强不能言，口干不欲饮，足冷面赤，脉沉细弱。

【方解】本病下元虚衰，精气不能上行，而痰浊上泛，导致堵塞窍道则舌强不能言；不能蒸津化气，虚阳上浮，故口干不欲饮，足冷面赤；肾不能主骨生髓，故足废不能用。

方中熟地黄、山茱萸可补肾填精；肉苁蓉、巴戟天可温壮肾阳；附子、肉桂可温养下元，摄纳浮阳，引火归原；石斛、麦冬、五味子可滋阴敛液，壮水济火；石菖蒲、远志、茯苓可开窍化痰，交通心肾；薄荷可疏郁而轻清上行；生姜、大枣可和中调药。本方为治肾虚伤脑的主方，以致舌喑不语、足废不用为辨证要点。若化裁此方用于治疗高血压，临症加减应注意原方特点。药性为温补，病为气火上升、肝阳偏亢之证，因此不宜应用。虽临床常见以此方为基础，化裁治疗高血压，但要明确重点药性，进行种类与剂量的调整。

【加减】①兼有气虚者，加黄芪、人参以益气。②若肾虚喑痱证，减去石菖蒲、远志、薄荷等宣通开窍之品。③喑痱以阴虚为主，而痰火盛者，去温燥的附、桂，酌加川贝母、竹沥、陈胆南星、天竺黄等清化痰热。

【验案】王某，男，63岁。有患高血压10年，长期用硝苯地平治疗，血压时高时低。近2个月来头痛明显，常于睡眠时出现，血压一般在170/100mmHg左右，伴畏寒膝冷，口干喜热饮，夜尿频多，腰痛乏力，运动后诸症可以稍减，舌质赤，苔薄白，脉沉细，尺无力。此属阴阳两虚，血脉运行不畅，瘀血阻络，清窍失养。治则温阳滋阴，活血通络。用上方，水煎服，每日1剂。患者服21剂病情明显好转，血压降至135/85mmHg。后将此方加黄芪18g配成丸药连服药3个月，症状基本消失，血压平稳，随访无复发。

【按语】本方是治肾虚喑痱的主方。喑痱的病机是身体虚衰，导致虚阳上浮，痰浊上泛。下元虚衰，即肾之阴阳两虚，故腿脚痿软无力，以致足废不能用；虚阳上浮，痰浊上泛，堵塞窍道，故舌强不能言。治则补养下元，摄纳浮阳，佐以开窍化痰。方中用药标本兼顾，上下并治，其中以熟地黄、山茱萸、巴戟天、肉苁蓉、附子、石斛、肉桂、麦冬、五味子治本治下，阴阳并补为主，佐以石菖蒲、远志、茯苓、薄荷治标治上，开窍化痰，利咽喉。诸药合用，共奏滋肾阴，补肾阳，开窍化痰，水火相济，痰浊得除，则暗痱可愈。

☯ 补肾助阳丸（刘国庆方）

【组成】山药、山茱萸各 11g，干地黄 24g，泽泻、茯苓、牡丹皮各 7g，桂枝、附子各 4g。

【组成】每日 1 剂，水煎服。

【功效】助阳补肾。适用于肾阳不足证。症见脚软腰痛，身半以下常有冷感，小便不利，或小便反多、入夜尤甚，阳痿早泄，舌淡而胖，脉虚弱，少腹拘急，尺部沉细，以及痰饮，水肿，消渴，脚气，转胞等。

【方解】本病导致肾阳不足，不能温养下焦，故腰痛脚软，身半以下常有冷感；阳虚不能化气行水，水停于内，则小便不利，少腹拘急不舒；肾阳亏虚，不能约束水液，水液趋于下焦，津不上承，导致消渴，小便反多；气化远运，水液留滞体内，故水肿、痰饮、脚气、转胞。

方中干地黄（重用）滋阴补肾；山茱萸、山药补肝脾，益精血；附子、桂枝温阳化气；泽泻、茯苓利水渗湿泄浊；牡丹皮清泄肝火。诸药共奏其力。

【加减】方中干地黄，现多用熟地黄，肉桂。若兼阳痿，加淫羊藿、补骨脂、巴戟天以助阳起痿。

【验案】连某，男，81 岁。患高血压病史 20 余年，于 2001 年 10 月 20 日来医院就诊。门诊时患者有头晕头痛，耳鸣耳聋，失眠健忘，倦怠嗜睡。既怕热怕冷，发白发脱，牙齿浮动早脱，腰膝酸软，头重脚轻，尿频，夜尿多。经检查舌淡，苔少，脉虚弱。查血压 160/80mmHg。诊为眩晕，证属阴阳两虚型。治则补阴益阳，调理阴阳。上方服药 15 剂后，患者诉症状明显减轻，头晕症状缓解不明显。上方加天麻 11g，服药 15 剂后三诊，症状基本消失，查血压 150/80mmHg。上方做丸药巩固治疗。1 年后患者因他病来诊，告知头晕未再发作，血压在 140/80mmHg 左右波动。

☯ 温补肾阳汤（康红霞方）

【组成】何首乌 24g，桑寄生、玉米须、生龙骨（先煎）、磁石（先煎）各 28g，川芎、淫羊藿、杜仲各 7g。

【用法】水煎，分 2 次分服，每日 1 剂。

【功效】滋肾潜阳平肝。适用于高血压，症见头晕，耳鸣，眼花，腰酸，腰痛，遗精，阳痿，夜尿增多，或自汗盗汗，舌淡嫩红，苔白厚或腻，脉弦滑。

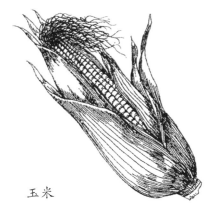

玉米

【方解】本病为肾阴阳两虚，故以桑寄生、何首乌滋补肾肝；淫羊藿、杜仲温补肾阳；生龙骨、磁石平肝潜阳；川芎等活血祛瘀；玉米须利尿降压。

【按语】肾为先天之本，性命之源，藏精生髓，髓聚而成脑。因年老肾精亏虚，或因房事不节，导致阴精亏耗过甚；或劳役过度，伤骨损髓；或肾气亏虚，精关不固；或病久不愈等，常能导致肾阴阳两虚。由于眩晕多属本虚标实之证，所以治疗宜标本兼顾。此方既阴阳双补，又佐以潜阳之药，以达阴气平和，阳气固秘，肝阳得平，眩晕可宁之功。

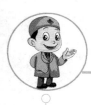

☯ 平肝降压方（张昱方）

【组成】钩藤、黄芩、赤芍、川芎、茯神、决明子、杜仲、赭石各 11g，丹参 18g，罗布麻 14g，天麻、牛膝、生地黄、地龙、桃仁、红花各 16g。

【用法】水煎服，每日 1 剂，分 2 次服。早、晚各 1 次，2 周为 1 个疗程。

【功效】调整阴阳，疏血通脉。适用于阴阳两虚型高血压。

【方解】降压方中天麻、钩藤、决明子、赭石、罗布麻、地龙清肝潜阳、息风清热；丹参、牛膝、赤芍、川芎、桃仁、红花活血祛瘀凉血；黄芩能清热解毒；茯神健脾利水安神；

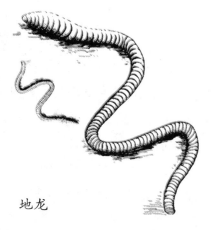

地龙

生地黄清热凉血、养阴生津；杜仲补肝肾。以上诸药合用，功能扩管降压、改善高血压的临床症状。

【加减】肝肾阴虚者加白芍、党参；肝阳偏亢者加龙骨、牡蛎；痰浊中阻者加瓜蒌、白术；肝火盛者加菊花、龙胆；气血虚者加黄芪、阿胶。

【验案】谢某，男，60 岁，退休人员。2000 年 1 月 21 日来医院就诊。失眠、头晕、头胀 3 个月余。有高血压病史，曾用长效钙离子拮抗药口服治疗，疗效不甚理想。此次发病血压异常升高，症见头晕，头胀痛，口干苦，乏力，失眠、偶有心悸。舌质黯淡，苔薄黄，脉弦细涩。血压 140/95mmHg。即予上法治疗，服药 5 剂后头痛、头晕有所缓解。续予前方加龙骨、牡蛎各 18g，再服药 1 个疗程后，血压恢复正常，诸症消失，随访无复发。

【按语】原发性高血压属中医学"眩晕""头痛"等范畴。病机特点为本虚标实、阴虚阳亢、血脉瘀滞。病位在肝、肾、心。本方通过调整阴阳、疏通血脉、改善气血运行，从而达到治疗目的。

☯ 人参降压汤（吴生员方）

【组成】人参 6g，吴茱萸 4g，生姜 18g，大枣 4 枚。

【用法】水煎服，每日 1 剂，分 2 次服。

【功效】降逆止呕，温中补虚。适用于食入欲呕，胃中虚寒，胸膈满闷，或胃脘部疼痛，厥阴头痛，吞酸嘈杂，呕吐涎沫，手足逆冷，烦躁不宁，舌质淡，苔白滑，脉细迟或弦细。

【方解】降压汤中吴茱萸味辛苦，性热，既可温胃散寒，泄郁化滞之功效，又具有下气降逆之作用，为君药；人参大补元气，兼能益阴，用为补胃之虚，为臣药；生姜温胃散寒，大枣益气健脾，以助君臣药温胃补虚，姜枣相合，还能调和营卫，皆是佐药之意。如此配伍，共奏温中补虚、滋阴扶阳之剂，使逆气平，呕吐止，余症亦除。

【验案】孙某，男，56 岁，退休干部。近 3 年来感头晕头痛，伴有心烦易怒、失眠、心悸，近 3 个月来有加重之势。脉弦，舌质红，边有瘀血，血压 23/15kPa（173/113mmHg），心电图提示 T 波有所改变。多次用西药硝苯地平、卡托普利等治疗均无显效。中医诊断：血压升高，口干咽燥，五心烦热，心悸，属阴阳两虚型；西医诊断：高血压（隐匿型冠心病）。用上方，停用西药。坚持服用 1 个疗程后，口干口苦，神疲乏力，少气，多尿，苔白、心悸等均有改善，静息心电图正常。服用 5 个疗程后，自觉症状均有好转，血压降至 19/12kPa（143/90mmHg）。

【按语】降压汤以头痛，呕吐涎沫，舌质淡，苔白滑，脉细迟或弦细为辨证要点。本方根据辨证加减治疗急、慢性胃炎、胃及十二指肠溃疡、胆囊炎、梅尼埃病、高血压、头痛、妊娠恶阻等，适用于中医辨证属阴阳两虚型的高血压患者。需要注意的是，阳热实证患者不宜用，呕吐剧烈者宜冷服，少量频服，以免格拒不纳。

牡丹降压丸（许建安方）

【组成】薯蓣（即山药）118g，干地黄238g，山茱萸118g，泽泻90g，茯苓90g，牡丹皮90g，桂枝28g，炮附子28g。

【用法】上8味研成末，炼蜜和丸，梧子大，酒下15丸，可加至25丸，每日服2次（现代用法：混合碾细，炼蜜和丸，每丸重16g，早、晚各服1丸，温开水送下。或根据原方用量比例酌情增减，水煎服）。

【功效】温阳补肾。适用于肾阳不足。症见腰痛腿软，下半身常有冷感，小便不利，少腹拘急，或小便反多，舌质淡而胖，尺脉沉细，苔薄白不燥，以及脚气、痰饮、消渴、转胞等证。

【方解】降压丸治证为肾阳虚，命门之火有所不足，腰痛腿软，兼下半身欠温，少腹拘急，俱为肾阳不足，不能温养下焦；少腹拘急，小便不利，由肾阳虚不能化气行水；痰饮、脚气均由肾阳虚不能蒸津化液，上泛则为痰饮，水湿下积则为脚气；消渴，为肾中阴阳俱虚而成下消之证；转胞亦由肾气不足，水聚不化所致。故本证治法，是以温补肾阳为主。以干地黄滋补肾阴，山茱萸、山药滋补肝脾，辅助滋补肾中之阴；并以少量桂枝、附子温补肾中之阳，意在微微生长少火以生肾气。《医宗金鉴》记载："此肾气丸纳桂附于滋阴剂中十倍之一，意不在补火，而在微微生火，即生肾气也。"其目的在于"益火之源，以消阴翳"。

方中泽泻、茯苓利水渗湿，牡丹皮清泻肝火，与温补肾阳药相

高血压 传承老药方

配，意在补中寓泻，以使补而不腻。本方配伍方法，属于"阴中求阳"之类，正如张景岳说："善补阳者，必于阴中求阳，则阳得阴助而生化无穷。"

【按语】此高血压类型以头晕，腰酸腿软，下半身常有冷感，小便不利或小便过多，舌淡胖苔白，脉虚弱为辨证要点。本方根据辨证加减可以治疗慢性肾炎、高血压、糖尿病、低血压、前列腺肥大、神经衰弱、慢性支气管炎、支气管哮喘、肺气肿、绝经期综合征、胃及十二指肠溃疡、不孕症等，适用于中医辨证属阴阳两虚型的高血压患者。

现代药理研究证实，本方具有增强免疫功能、抗衰老、预防白内障、降血糖、双向调节血压等多种作用。

☯ 右归饮（张蓓莉方）

【组成】怀山药 6g，熟地黄 6～28g，山茱萸 4g，枸杞子 6g，甘草 6g，杜仲 6g，肉桂 6g，制附子 7g。

【用法】每日 1 剂，分 2 次服，水煎。

【功效】填精温肾。适用于肾阳不足。症见气怯神疲，头沉头晕，腹痛腰酸，肢冷，舌淡苔白，脉沉细，或阴盛格阳、真寒假热之证。

【方解】右归饮以熟地黄为主药，性温滋肾以填精；附子、肉桂温补肾阳而胜寒，山茱萸、枸杞子养肝血，助主药以滋肾养肝，山药、甘草补中养脾，杜仲补肝肾、壮筋骨，以上诸药共为辅佐药。诸药共奏有温肾填精的作用。本方以头晕，腰酸，肢冷，舌淡，脉沉细为辨证要点。

【验案】张某，女，52 岁，教师。1995 年 8 月初就诊，有高血压 3 年余，常见眩晕、头痛、少寐、心烦不安、心悸、失眠、心前区不适、口干口苦、腰腿酸软，有阵发性发热感，已有 2 年不能正常工作，血压 27/17kPa（201/127mmHg）。多次服复方降压素片、硝苯地平片、卡托普利片等西药 5 个月，效果欠佳。舌质红，苔薄白，脉弦数。X 线检查提示：左心室稍肥大，心脏搏动较强。心电图未见异常。眼底检查：视网膜动脉稍变窄，无出血和渗血。尿常规检查正常。中医诊断阴阳两虚型高血压。西医诊断为高血压（Ⅱ期）。中医用右归饮，每日 1 剂，分 3 次服。每星期诊看 2 次。

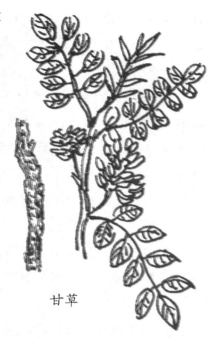

甘草

至 8 月 11 日，血压降至 19/12kPa（143/90mmHg），主要症状消失。在原方的基础上加减再服 1 个月，服药期间每星期检查 1 次血压，均在正常范围。眼底检查：视网膜动脉变窄较前好转。服药 2 个月后恢复正常工作。

【按语】现常用本方根据辨证加减治疗高血压、免疫功能低下、造血功能障碍、系统性红斑狼疮、功能性低热、绝经期综合征、硬皮病、不射精等，适用于中医辨证属阴阳两虚型、气血不足型的高血压患者。

☯养血安神汤（吴华蓉方）

【组成】茯苓 17g，酸枣仁 18g，知母 14g，川芎 6g，甘草 4g。

【用法】每日 1 剂，分 2 次服，水煎。

【功效】安神养血，清热除烦。适用于阴虚内热之虚烦不得眠，心悸盗汗，肝血不足、头晕目眩，咽干口燥，舌质红，苔薄少，脉弦细数。

【方解】汤中酸枣仁养肝活血、养心安神为主药；川芎有调畅气血，疏达肝气之功，与酸枣仁配伍，一酸一收，一辛一散，相辅相成，更能发挥养血安神之功效；茯苓宁心，协助酸枣仁以安心神，知母养阴清热以除烦，与川芎同用，又能缓和川芎之辛燥，共为辅佐药；用甘草调和诸药。上药合用，具有养血安神，清热除烦之功效。

【验案】黄某，女，55岁。测量血压160/100mmHg，面色无华，头晕目眩，耳鸣耳聋，失眠多梦，时有心慌、气短、汗出。自述高血压由妊娠时所得，产后血压不降，劳累后心慌气短、耳鸣加重，常有腰酸膝软，肢寒怕冷，舌淡胖，苔薄白，脉弦细。证属阴阳两虚型。冲任同起于胞中，冲脉为经脉之海，任脉为阴经之海，此二经与肝肾共同调理全身气血的通行。此患者素体肝肾不足，妊娠又耗损其气血阴阳，肝肾阴虚，气血不足，阴亏于下，阳浮于上，故见耳鸣耳聋、眩晕、腰膝酸软；气血虚弱不能养心，故劳累后心慌气短，见阴阳并虚之证。治则阴阳气血并补，佐以安神。上方用药7剂，水煎服，每日1剂。服药后血压降为150/95mmHg，面有光泽，四肢渐温，腰酸、气短诸症均减轻，唯时有泛酸。加砂仁14g，陈皮14g，再服7剂。如此加减调理1个月余，血压降为130/80mmHg，面色红润，步履有力，基本恢复正常。

【按语】本方以虚烦失眠，头目眩晕，咽干口燥，脉弦细数为辨证要点。现常用本方根据辨证加减治疗神经衰弱、绝经期综合征、抑郁症，以及高血压、心脏病等引起的失眠、心悸、眩晕、盗汗等，适用于中医辨证属阴阳两虚型、冲任失调型的高血压患者。现代药理研究证实，本方对大脑有催眠和镇静作用，能抑制其过度亢进和兴奋的神经细胞，使其有充分的休息和调节的机会，促进兴奋和抑制恢复平衡。

第五节　瘀血内停型

☯ 益母草活血降压方（汪顶安方）

【组成】牡丹皮 18g，赤芍、川芎各 14g，丹参、女贞子各 16g，沙苑子、钩藤、泽泻、酸枣仁各 11g，葛根 7g，琥珀粉（冲服）4g，益母草 28g。

【用法】水煎服，每日 1 剂，分 2 次服，早、晚各 1 次。

【功效】清肝息风，育阴潜阳，养血活血。适用于高血压。

【方解】降压方中赤芍、牡丹皮、丹参、川芎、葛根、益母草清肝活血、养血通瘀；女贞子、沙苑子补肝益肾、和阴补阳；钩藤、泽泻清肝

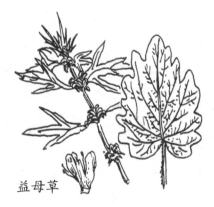

益母草

热、泻相火，以泻其有余，此补泻合用，育阴潜阳、清肝息风以缓解阴虚阳亢之病机矛盾；配酸枣仁、琥珀粉养血柔肝、潜镇活血，调整大脑皮质中枢，镇定安神，有利于血压的恢复。

【验案】吴某，男，70 岁。1994 年 4 月 20 日来医院就诊。反复头晕头痛 1 年余，有原发性高血压病史，多次西药治疗，血压仍不稳定，波动在 21～25/11～14kPa（157～187/82～105mmHg）之间，近日头痛、头晕、健忘、目眩、耳鸣、心悸、失眠、腰痛。诊

断：舌红苔少，脉弦细。血压 24/14kPa（180/103mmHg），心率 80/min，律整。西医诊为原发性高血压（Ⅰ期）。中医诊为眩晕（瘀血内停）。停用西药，用自拟活血降压方，每日 1 剂，水煎服。药进 7 剂后，头痛、头晕、目眩、耳鸣减，余症同前，血压 22/13kPa（165/98mmHg）。效不更方，继续进服 20 剂后，症状消失，血压 20/11kPa（150/81mmHg）。随访 3 个月症状未见反复，血压保持在正常范围。

【加减】痰浊中阻者加天麻、法半夏、炒白术；气虚血瘀者加黄芪、红花、炒杜仲；血脂偏高者加茵陈、决明子、炒山楂。兼肝肾阴虚者去川芎，加熟地黄、白芍、桑椹；肝阳偏亢者去川芎，加珍珠母、生龙骨、生牡蛎。

【按语】高血压是临床常见的心血管疾病之一，中医或西医治法各有千秋，疗效不一。本病属中医学"眩晕""头痛"等证范畴，病在心肝肾，多以肝肾不足、阴虚阳亢贯穿于病变的始终。治疗推崇育阴潜阳，平肝息风。

山楂活血汤（朱淑梅方）

【组成】丹参 18g，当归、何首乌各 16g，蒲黄、莪术、槐花各 14g，生山楂 28g。

【用法】浸泡 30min，煎至 200ml 再加水煎到 200ml，混合后早晚分 2 次温服。

【功效】养血滋阴，活血通脉。适用于高血压。

【方解】活血汤方中当归补血活血，莪术通脉化瘀，使周身血管阻力下降；丹参可减少血黏度，与槐花共同降低血管脆性；蒲黄可降低血管阻力，降低血清胆固醇和血小板黏附率；山楂有扩张血管和持久的降压作用，与何首乌并用，降低血脂，养血滋阴补肾，诸药合用，瘀血得活，血脂得降，血压下降，症状改善。

【加减】肝肾阴虚加枸杞子、桑椹等；阳虚寒凝加仙茅、淫羊藿；项强加葛根、羌活；肢体麻木加天麻、豨莶草、鸡血藤；痰湿盛加半夏、茯苓等。肝阳上亢加夏枯草、菊花、珍珠母、白芍；阴虚阳亢加生地黄、桑寄生等。

【验案】周某，女，59 岁。2004 年 7 月 15 日来医院就诊。主诉有眩晕，寐差，口干苦数日，伴四肢少许麻木、倦怠、时有恶心等，舌质黯红，苔厚腻微黄少津，脉弦，血压 23.94/12.64kPa（180/95mmHg），中医诊为：眩晕证。辨证：瘀血内停，风阳上亢型，采用七味活血汤加天麻 16g，桑枝 18g，龙骨 28g。水煎服，每日 1 剂，连服 5 剂，加服西药卡托普利，每次 25mg，每日 2 次。二诊：眩晕症状明显减轻，夜寐改善，四肢麻木感消失，血压连续 5 日维持在 15.3～18.6/9.98～11.3kPa（115～140/75～85mmHg）之间。续上方去桑枝、龙骨，续服 5 剂，血压稳定在正常范围内，余症基本消失，再用上方连服 15 日，随访半年，血压未超过正常值。

🧭 辛凉升散汤（朱小花方）

【组成】葛根 10～16g，柴胡 6～14g，丹参 10～16g，牡丹皮 10～11g，杭菊花 12～16g，桑枝 12～16g，赤芍 10～11g，红花 10～11g，广地龙 10～11g，薄荷（后入）6g。

【用法】水煎服，每日 1 剂，分 3 次服。

【功效】辛凉升散，化瘀清热。适用于高血压（瘀血内停型）。症见手足发麻，头晕头痛，胸闷心悸，心烦少寐，溲黄便干，面色晦暗，唇紫，有热上冲感，脉弦数，舌质暗红，苔黄，舌下脉络曲张。

【方解】高血压的辨证要点主要有舌下静脉曲张，加上有热象的表现，诊断即可为瘀血内停型高血压。方中丹参、牡丹皮、赤芍、红花化瘀清热；配以柴胡、葛根、杭菊花、薄荷辛凉升散，取其清脑醒目，并且可加强化瘀药的祛瘀作用；佐以桑枝、地龙清热搜风通络。诸药相伍，共奏化瘀清热，辛凉升散之功效，其配伍组方确有其独到之处。

【加减】头痛甚者，加蔓荆子；水肿者，加益母草、泽兰；夹痰者，加天竺黄、竹沥、胆南星；治疗获效，血压下降后，去薄荷、柴胡、地龙、红花；瘀象明显者，加龟甲、三棱、莪术；热象明显者，加黄芩；便秘者，加大黄。

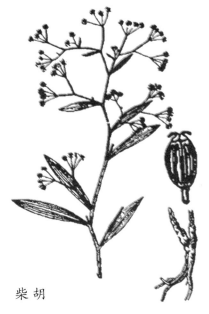

柴胡

【验案】宋某，男，55岁。因多次出现眩晕1个月前来就诊。患者近2个月来眩晕时作，伴头痛眼花，心烦易急，潮热盗汗，失眠多梦，咽干口苦，腰痛尿频。曾多次在外院测血压，被诊为高血压，使用降压药后头胀面赤，不得已遂停用。求中医治疗。观其舌质红，苔薄白中心欠津，脉沉弦。测血压180/110mmHg。此证属瘀血内停，水不涵木，用化瘀清散汤治疗。患者服上方7剂眩晕明显好转，口干心烦消失，除盗汗外余症均减。将上方药中柴胡加至16g，嘱另煎，每晚睡前加冰糖少许将该药渣与汤同服。又服药21剂，患者症状均消，血压维持在140/90mmHg。

🔯 活血祛瘀汤（程宏刚方）

【组成】钩藤28g，川牛膝18g，丹参18g，益母草14g，桑寄生16g，地龙14g，川贝母6g，生地黄、山药各14g，泽泻18g，枸杞子 14g，制附片 4g，茶叶适量。

【用法】水煎服，每日 1 剂，分 2 次服。

【功效】潜阳降压，活血化瘀，息风祛痰。适用于Ⅱ期高血压瘀血内停型。

【方解】本降压汤重用牛膝、丹参活血祛瘀，引血下行，配以钩藤平肝清木，益肝降压；益母草、泽泻善入肝肾之经，活血利水以降压；加地龙、川贝母活络凉肝，息风祛痰以通畅血行；取生地黄、桑寄生、枸杞子、山药滋肝益肾而调节阴阳；附片性温入肾，取其小剂量，以温助行，温为降用；清茶苦凉清爽，醒脑明目。诸药和用，功主通降，促使气机通畅，供求平衡，以奏降压之功。

【加减】腰酸肢冷者改用怀牛膝，附片增至 14g，加杜仲 16g；神疲乏力者加焦白术、黄芪各 14g；失眠严重者加首乌藤 16g 或炒枣仁 14g；心悸气短明显加五味子 6g，党参 16g；舌麻肢麻者加全蝎 4g，僵蚕 16g；半身不遂加川芎、黄芪各 14g；动脉硬化者加制何首乌 14g，决明子 16g 或槐花 16g；血脂胆固醇高者加山楂 18g；饮食不香者加山楂 16g 或莱菔子 14g。

【验案】何某，男，61 岁。1986 年 4 月 6 日来医院就诊。有高血压病史 5 年，平时间断服用降压药。主诉自觉头痛且胀，心慌失眠，多梦，手指发麻，大便干结难解。舌红，苔黄中微腻，脉细弦。血压 160/100mmHg，胆固醇 7.8mmol/L，心电图示左心室肥大。眼底检查：眼底动脉轻度硬化。诊断为高血压Ⅱ期。用活血潜降汤加首乌藤 16g，生大黄 14g，僵蚕 16g，每日 1 剂。服 10 剂后血压降低，头痛头胀消失，大便转稀，唯仍觉头昏，纳呆不香。上方去生大黄，加山楂 16g，连服 2 个疗程，诸症消失，血压稳定在正常范围。

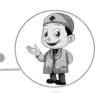

🔹 养血地龙汤（李俊荣方）

【组成】鸡血藤 28g，地龙 14g，益母草 14g，丹参 16g，赤芍、白芍各 16g，天麻 14g，夏枯草（后入）14g，泽泻 6g，川牛膝 16g。

【用法】水煎 2 次，每日 1 剂，早、晚各 1 次。连续用药 2～5 日。服药期间忌酒、油腻、辛辣食物，勿劳倦。

【功效】养血化瘀，平抑肝阳。

【方解】地龙汤中地龙平肝活血通络为君；鸡血藤、益母草、丹参、赤芍、白芍养血化瘀通络为臣；天麻、夏枯草、泽泻佐地龙平抑肝阳为佐；川牛膝活血通络，引血下行为使。诸药共奏有补肝血、平肝阳、活血通络之功，标本兼顾。阴血足，血络通，肝阳伏，故诸症平息。

【加减】气虚者加黄芪 16g。

【验案】孙某，女，48 岁。2003 年 11 月 16 日就诊。自诉：头晕，胸闷，神疲体倦。高血压史 4 年余，长期服降压西药。血压 19.2/13.3kPa（144/100mmHg），舌紫苔薄白，脉弦，诊断为高血压（Ⅱ级）。中医辨证属营血亏虚、血行不畅、肝阳上亢之眩晕证。予上方加黄芪 28g，每日 1 剂，水煎 2 次，早、晚分服。药后症状消失，血压 15.96/10.64kPa（120/80mmHg）。

【按语】原发性高血压属中医学"眩晕"范畴，传统中医常以肝阳上亢辨证治疗。在临床实践中体会到高血压的病机不同。高血压起病缓慢、病程长，发展到一定程度，基本病机是阴阳失调、营血亏虚、血行不畅。肝亢血失，络脉血瘀，器官供血不足，胸闷，舌质色紫，血压升高。高血压多为本虚标实，阳亢为实，营血虚为本。阴血不足致阳亢，故头晕、神疲体倦、脉弦。辨治应以平抑肝阳、养血化瘀为主。

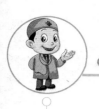

天麻息风汤（王拥军方）

【组成】红花 6g，天麻、川芎各 14g，地龙 14g，丹参、葛根各 28g，钩藤 18g，牛膝 16g，石决明（先煎）、生牡蛎（先煎）各 28g。

【用法】水煎 2 次，每天 1 剂，取汁 400ml，分 2 次服。4 周为 1 个疗程。

【功效】活血降压，平肝潜阳。

【方解】息风汤中丹参、川芎、红花、葛根具有益气活血，化瘀通脉之功，中医药理研究证实，本方 4 味药都具有扩张周围血管，降低血压作用。川芎、葛根，能降低机体耗氧量，增强机体对缺氧的耐受力，扩张血管，降低血脂，能显著降低红细胞体积和血中纤维蛋白质含量，使血液黏滞度降低，血流加快，并有抗血小板凝聚作用；天麻、钩藤、

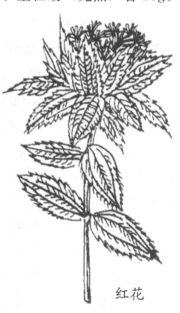

红花

地龙、石决明、生牡蛎平肝潜阳降压；牛膝活血行滞，引血下行。通过临床观察证明，以活血息风汤为基本方，在结合辨证治疗原发性高血压，具有改善高血压的头晕、头痛、乏力等症状和降血脂，降低血液黏稠度和改善血液循环等作用。

【加减】头痛甚加蔓荆子 16g；心悸失眠加酸枣仁、首乌藤各 18g；耳鸣加磁石 28g；肝火旺盛加黄芩、夏枯草各 14g；阴虚阳亢加生地黄 16g，菊花 14g，枸杞子 16g；阳气虚弱加党参 16g，制附子 6g，淫羊藿 14g；痰浊壅盛加陈皮 6g，胆南星 14g。

【按语】原发性高血压属中医学"眩晕""头痛"的范畴。中医在治疗上以平肝息风、滋阴潜阳、豁痰化浊为常规治疗。但单纯以

平肝潜阳等法治疗则难奏良效。高血压多伴动脉粥样硬化改变，管腔逐渐变窄，血液黏度增高，导致血管内血流不畅，出现气滞血瘀，气血上逆。气滞则血滞，气行则血行。因此，在治疗上应配以行气活血药物。

☯ 益气活血方（郝芬兰方）

【组成】赤芍 18g，黄芪 50g，丹参 28g，川芎 18g，桂枝、桃仁各 16g，红花、当归、牡丹皮、炙甘草各 14g，生姜 3 片，大枣 3 枚。

【用法】水煎服，每日 1 剂，分早、晚各 1 次服。连续用药 1 个月。

【功效】益气活血，祛瘀通络。主治高血压。

【验案】孙某，患者，女，57 岁。素有多年高血压病史，血压 160～190/100～120mmHg。2005 年 12 月初，突发左半身手足不遂，不能言语，而住院治疗。疗效不佳出院后求诊于中医。视患者颜面黧黑、浮肿，行动迟钝，左半身不遂，手指关节肿胀伴疼痛，夜寐欠安，大便秘结，2～3 天一行，小便频、量少。舌质暗晦、舌体胖有齿痕，舌苔白厚腻，舌下静脉征Ⅰ～Ⅱ。脉弦滑尺弱。血压 164/105mmHg。证属瘀血内停，隧道不通。治则活血通络，祛风利湿。上方服药 6 剂，血压降至 156/98mmHg，诸症均减。于上方加桑寄生 18g，续服半个月，病情日趋好转，血压保持在 150～160/90～96mmHg。继以补气养血、健脾化湿、活血通络之散剂调理，越半年，肢体活动功能恢复，行走自如。

【按语】我国中药种类多，疗效稳定，不良反应小。活血化瘀类中药一般都具有扩张外周血管及提高器官血流量的作用。丹参、川芎、当归、红花、赤芍、牡丹皮等有降低血液黏稠度，改善微循环，解除红细胞与血小板聚集，扩张血管作用；丹参、当归、川芎、赤芍等有消除自由基作用。中医以活血化瘀药为基础配伍益气行气药物并随症加减治疗高血压取得非常好的疗效。因此益气活血、化瘀通络法在改善高血压症状、减慢病变进程、保护靶器官、防止并发症方面能有很好的作用。

☯ 活血降压方（王福林方）

【组成】川芎 9～18g，丹参 15～28g，赤芍 12～18g，牡丹皮 9～16g，泽兰 9～16g，红花 6～7g，生山楂 12～28g，川牛膝 12～28g，水蛭 1～4g，土鳖虫 1～4g，茯苓 15～28g，葛根 12～18g。

【用法】水煎服，每日 1 剂，早、晚分服。

【功效】适用于老年人高血压。头痛部位固定或痛如针刺，症见头晕，肢体麻木，心前区憋闷疼痛，心悸健忘，面部、唇、齿龈及眼周紫黑，性情急躁，舌体瘀点、瘀斑、舌质紫暗，或舌下脉络迂曲紫暗，脉涩或结代。

【方解】方中丹参、赤芍行气化瘀；牡丹皮、泽兰温通心阳，活血止痛；红花、水蛭、生山楂活血化瘀，清热祛湿；茯苓、川牛膝、土鳖虫行气活血，疏肝解郁；葛根益气柔肝而缓急止痛；诸药合用清热化瘀，行气活血。

【加减】兼肾阳虚者，加黄芪、附子、桑寄生、淫羊藿、肉苁蓉；兼阴虚阳亢者，加白芍、钩藤、天麻、女贞子；兼肾气虚者，加黄芪、杜仲、女贞子、墨旱莲、泽泻。

【按语】老年人高血压的重要病理因素是机体衰微，瘀血内停，治疗应以活血化瘀为先。瘀血内停表现外，尚可兼见肾气亏虚、阴虚阳亢、肾阳亏虚等证候，临床上应在活血化瘀同时予以兼顾，做到标本同治、虚实同治。通过活血化瘀，改善微循环障碍及血液的浓、黏、聚、凝状态，使外周阻力减少，血流动力平衡恢复而使血压恢复正常，这可能是活血化瘀治疗高血压瘀血内停型的主要机制。

第六节 气血亏虚型

黄芪定眩汤（刘秀梅方）

【组成】天麻、杭菊花各 14g，黄芪 24g，石决明、夏枯草各 28g，沙苑子、牛膝、钩藤各 16g，甘草 8g。

【用法】水煎 2 次，每日 1 剂，早、晚分服。连服 14 天为 1 个疗程。2 个疗程统计疗效，有效者，继续用药 1 个疗程，以巩固疗效。善后用原方研细炼蜜为丸，每日 2 丸，分早、晚各 1 次口服。无效者 2 个疗程后停药。若已有口服西药患者，不可立即停用，先原剂量服用，待血压平稳后，再渐次减量，一般在 30 天后可不再服用西药。

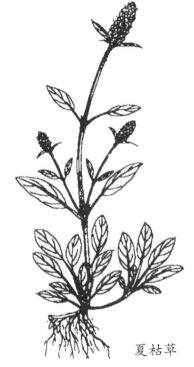

夏枯草

【加减】肾阴不足加枸杞子 16g，加大枣 10g；有五心烦热者加黄柏 16g，心肾不交之心慌加生脉散、黄连各 14g；肝阳上亢加桑寄生 16g，口干口苦明显加龙胆、栀子各 14g，头晕恶心欲吐加生龙骨、生牡砺各 28g；痰浊中阻加半夏 16g，陈皮 14g；腹闷胀加砂仁、薏苡仁各 14g，呕吐痰涎加胆南星、白附子 14g，心前区刺痛加瓜蒌 18g，白芍 14g，合生脉散；失眠多梦加首乌藤 26g，当归 16g。

【验案】孙某，男，57 岁。10 年前体检时发现血压升高，10 年来从未间断服用降压药，血压未得到有效的控制，血压波动于 23～28/13～16kPa（170～210/95～120mmHg）。1998 年 11 月 12 日入院时患者时感头晕头痛，周身乏力，失眠健忘，纳少，饮水不多，睡眠尚可，大便偏干，小便尚可，查血压 29/15kPa（220/110mmHg），心率 76/min。患者还在口服硝苯地平 10mg，甲基多巴 0.25mg，每日 3 次。X 线片示：左心室肥大。心电图示：心电轴左偏，左心室肥大。查肌酐、尿素氮均处于正常水平。患者舌暗红苔淡黄，脉弦。入院西医诊断为：高血压Ⅱ期。中医辨证为：气血双亏。口服中药，以基本方加法半夏 16g，陈皮、砂仁、厚朴各 14g。服用 5 剂后，患者头晕、恶心、乏力症状已明显好转，测血压已降至 19/11kPa（145/85mmHg）。上方加生地黄 28g，连服 1 个疗程，临床症状已基本消失，测血压波动于 17～20/13～12kPa（130～150/95～90mmHg）之间。停用硝苯地平、甲基多巴，口服中药，在上方基础上减厚朴 14g，加枸杞子 18g，共研细末，炼蜜为丸，早、晚各服 1 丸。患者痊愈出院。随访 2 个月，病情稳定。

【按语】中医将高血压辨证分为：肾阴不足、痰浊中阻、气血双亏、瘀血阻滞等几种。定眩汤中以牛膝、天麻平肝、滋阴潜阳以治本为君药；石决明平肝息风；沙苑子清热平肝，凉血安神；夏枯草、菊花清肝火，平肝阳，移盈补亏。中药药理研究发现，组方各药均有不同程度的降压作用。诸药合用，标本兼治，共达养阴平肝、降血压之效。本方疗效良好，尤其对肝肾阴虚所致的高血压Ⅰ期、Ⅱ期患者疗效尤佳，值得广泛推广运用。

☯ 首乌降压汤（崔明业方）

【组成】钩藤（后下）18g，天麻 16g，石决明 28g，毛冬青 28g，罗布麻 18g，黄连 14g，栀子 18g，夏枯草 28g，杜仲 16g，川牛膝 16g，桑寄生 16g，益母草 28g，首乌藤 28g，酸枣仁 18g，葛根 28g。

【用法】每日 1 剂，水煎后去渣留汁，每次 150ml，每日 3 次，温服。

【功效】平肝息风，滋补肝肾，滋阴潜阳。

【方解】降压汤中钩藤、天麻、石决明、罗布麻均有清肝潜阳、散热息风之功；栀子、黄连、夏枯草清热泻火，使肝经之热不致过激；益母草、罗布麻化瘀消肿；益母草、毛冬青活血祛瘀；牛膝引血下行；杜仲、桑寄生滋补肝肾；首乌藤、酸枣仁安神养心以恢复睡眠。全方共奏滋补肝肾，滋阴潜阳，平肝息风之功。切中原发性高血压的病机。葛根虽甘、辛、凉，功效发表解肌、升阳透疹、解热生津，但现代常用葛根治疗高血压，对于缓解高血压头痛、眩晕、颈强、耳鸣、肢体麻木有良好效果；夏枯草清肝火、降血压。现代药理研究表明：钩藤所含钩藤碱，有明显的降压和安神镇痛作用；罗布麻中黄酮类物质有降压、镇静、利尿作用；葛根、毛冬青有强而持久的扩张血管，增加冠状动脉血流量，降低冠状动脉阻力和心肌耗氧量作用，并可对抗垂体后叶引起的心肌缺血，使血压下降，心率减慢，总外周阻力降低。黄连通过扩张周围血管而降压。

【验案】钱某，女，59 岁，工人。于 2008 年 7 月 13 日就诊。主诉头晕、失眠、眼花、头痛、头胀以两侧为甚、左耳鸣、口苦，情绪易激动、夜间眠差、乏力、饮食及二便无异常。既往无其他器质性病变，舌质红苔薄黄脉弦，查血压：158/98mmHg。中医诊断：眩晕，中医辨证属肝肾阴虚、气血亏虚、肝阳上亢。治以滋养肝肾、平肝潜阳之法，选方降压汤，处方：天麻 16g，钩藤（后下）18g，石决明 28g，毛冬青 28g，罗布麻 18g，黄连 14g，栀子 18g，夏枯草 28g，杜仲 16g，川牛膝 16g，桑寄生 16g，益母草 28g，首乌藤 28g，酸枣仁 18g，葛根 28g。上方 2 剂，2 日 1 剂，水煎服，每次 200ml，每日 3 次，并嘱停服其他西药降压药物，仅服中药。服药 4 日后来诊，患者查自觉症状完全消失，舌红苔薄白，脉和缓有力，查血压 120/84mmHg，后随访半年，每半个月测血压 1 次，血压均正常。

☯ 健脑安神活血汤（郭子朋方）

【组成】熟地黄、枸杞子、何首乌、酸枣仁、香附、茯苓各 18g，龙骨、鸡血藤各 28g，当归、川芎各 16g，木香 14g。

【用法】水煎取汁 400ml，每日 1 剂，分 2 次于早、晚服用。2 个月为 1 个疗程。

【功效】调气通络，健脑安神，化痰活血。适用于原发性高血压，证属气血亏虚、痰瘀交阻。

【方解】活血汤以熟地黄、枸杞子、酸枣仁、何首乌、龙骨益精补肾、健脑养心为主；以当归、川芎、鸡血藤活血化瘀、活经通络为辅；以木香、香附调气导滞、疏肝理气为佐；以茯苓利湿化痰、健脾固中为使。诸药合用共奏其疗效。

【加减】阳虚者加淫羊藿、巴戟天；阴虚者加龟甲、墨旱莲；气虚者加人参、黄芪；头痛加天麻、蔓荆子；腹胀泄泻者加厚朴、炒白术；腰酸痛者加杜仲、川续断；失眠甚者加首乌藤、珍珠母；心胆火盛者加龙胆、黄连；痰湿盛者加橘红、半夏。

【验案】徐某，女，65 岁，退休干部。有高血压 10 年余，多次服用西药降压药。因头晕目眩，步行不稳，腰酸肢冷，倦怠乏力，下肢沉重，大便不畅前来就诊，诊之，舌暗淡，苔滑腻，脉沉而滑。血压 200/110mmHg。证属肾阳虚损，气血亏虚，水湿内停，湿浊上蒙，清阳不升。治则补肾温阳，填精补血，化湿通络。上方服 7 剂后头晕明显减轻，大便通畅，苔转薄腻，血压 180/100mmHg。原方加珍珠母 28g，服用 14 剂后诸症消失，血压 150/90mmHg。患者要

高血压 传承老药方

求停服汤药，嘱继服金匮肾气丸和原服用的降压药巩固疗效，并每周随访观察。

【按语】原发性高血压病位在脑，与心肝联系密切，发生过度恐惧忧思等精神情志伤及元神，可致心主血脉、肝主疏泄功能失调，使维系于心的脉络紧张拘急，气血运行不利，进而气滞血瘀，久则停浊生痰。脑中元神失养则头痛头晕失眠；痰瘀阻滞心脉，心失所养则发胸痹心悸；痰瘀阻滞肾脉，肾失所养则发水肿阳痿；痰瘀阻滞肢体脉络则身困腰酸乏力。痰瘀日久，气机不利，尚能导致脏腑功能减退而形成气血亏虚，进一步加重气滞血瘀、气机不利，这是高血压中后期的一个显著特点。据此，确立健脑安神、化痰活血、调气通络为本病的基本治法。

☯ 健脾四草汤（孔伟刚方）

【组成】夏枯草、益母草、车前草、豨莶草各 16g，黄精 18g。

【用法】水煎取汁 2 次，每日 1 剂，药液混合，分 2 次于早、晚温服。出现虚象者，必要时配合西药治疗。1 个月为 1 个疗程。

【功效】活血通络，补肾平肝，健脾利水。适用于高血压，证属气血亏虚、肝阳上亢、脉络瘀滞。

【方解】本降压方是全国著名中医院教授治疗高血压的经验良方。方中黄精益脾肾、养心肺，夏枯草平肝火、平肝阳，益母草活血灭火，车前草利水，豨莶草活血通络。诸药相配，既能补肾平肝，又能通络以降压。中药药理研究表明，黄精、夏枯草、益母草具有良好的降压作用；车前草利尿，因而也有降压作用。本方药少功著，验之临床多获良效。

【加减】失眠者加首乌藤、酸枣仁；心绞痛者加丹参、延胡索；口干燥者加生地黄、玄参；脑血栓形成者加红花、桃仁、全蝎、地龙；头胀面红者加菊花、钩藤；眩晕严重者加羚羊角（代）、天麻、玳瑁、龟甲、生牡蛎、石决明；痰多黄稠者加胆星、竹茹、黄芩；气虚心悸者加太子参、生黄芪。

【验案】刘某，女，54 岁。有高血压已 5 年余，长期服用复方降压片，但血压仍在 180～200/115～130mmHg 之间。来医院求诊，诊得，头痛目眩，手麻，健忘，心烦失眠，便干，舌红苔薄黄，脉弦滑。证属脾肾不足，肝阳偏亢，为虚实夹杂之证。治以平肝补脾，通络降压，方拟黄精 18g，夏枯草 16g，益母草 16g，车前草 16g，豨莶草 16g，龟甲（先煎）16g，石决明（先煎）16g，菊花 14g，焦栀子 14g，白芍 11g。服药 7 剂，余症改善，血压 140/95mmHg，停用西药，再以原方加川楝子 6g，进药 7 剂，血压正常，效不更方，以原方为基础随症加减调治 3 周，疗效巩固。复查血压 120/85mmHg，未再升高。

菊花养肝汤（岳同军方）

【组成】川芎 14g，生黄芪 18g，半夏 16g，橘红 14g，茯苓 16g，山楂 16g，石菖蒲 14g，郁金 11g，地龙 11g，钩藤 11g，菊花 11g，夏枯草 16g。

【用法】每日 1 剂，水煎，分 2～3 次服。

【功效】平肝醒脑，益气化痰。适用于高血压（气血亏虚型）。症见眩晕或兼头重，胸部痞闷或憋痛，或有肢麻，舌较暗淡，苔白或白腻，脉弦细滑或兼恶心、食少、多寐，

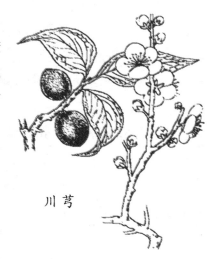

川芎

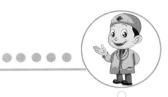

或弦滑无力。

【方解】养肝汤中以黄芪为君药，合半夏、橘红、茯苓益气祛痰；配以石菖蒲、郁金、地龙合川芎通络化痰，通脉醒脑；钩藤、菊花、夏枯草清肝降压。合而用之，共奏益气化痰，活血醒脑，平肝降压之功效。

【加减】尿少肢肿者，加泽泻、车前子利湿降压；肝肾阳虚，见舌暗淡，肢冷恶寒者，加肉桂、淫羊藿温肾阳，或加熟地黄、磁石纳气潜阳以降压；若心胸闷痛者，去钩藤、菊花，加瓜蒌、薤白、丹参宣畅胸阳以通心脉；肢麻者，去夏枯草，加豨莶草以活络通筋降压。

【验案】李某，男，63 岁。患高血压 13 年，多次服降压物，血压波动在 130～200/85～110mmHg，现主诉头痛头晕，胸闷，急躁，易怒，健忘少寐多梦，手足有麻胀感，不思饮食，脘腹胀满，乏力，面色萎黄，形体肥胖，舌淡胖、苔黄腻，脉弦滑。血压 180/110mmHg；血脂 4.48mmol/L；心电图示左心室肥大，X 线片示心界向左扩大。西医诊断为高血压 II 级。中医辨为脾虚乘肝，痰湿中阻，治当健脾平肝，益气化痰。即用上述自拟方，加用黄芩 14g，焦三仙各 16g，每日 1 剂，连服 3 个疗程，血压下降至正常，维持在130/85mmHg，上述症状消失，临床获得满意疗效。

☯ 多味降压汤（范正文方）

【组成】白芍 11g，何首乌 16g，当归 7g，川芎 6g，炒杜仲 18g，黄芪 28g，黄柏 6g，钩藤 28g。

【用法】水煎服，每日 1 剂，先将药物用清水浸泡 2h，煎 2 次，首煎 10～15min，以只留药物的易挥发成分；二煎 30～50min（小火）。煎好后将两汁混合，总量为 250～300ml，分 2～3 次，饭后 2h

左右温服。

【功效】滋阴泻火，益气养血。适用于凡表现为头痛、眩晕、神疲乏力、耳鸣、阴血亏虚、心悸等症状的原发性高血压、肾性高血压，以及更年期综合征、心脏神经官能症等，均可用本方治疗。

【方解】中医学认为，高血压的病因多种多样，发展到一定程度，但其基本病机是阴阳失调，血行不畅，营血亏损。因此在治疗上应以益气养血，滋阴泻火为主。本降压方系根据经验方"八物降压汤"化裁而来。因而方用何首乌、白芍、杜仲养其阴血；川芎、当归行其血滞；阴血滋润有赖于阳气的温煦，故用黄芪益气升阳以助阴："阴虚而阳盛，先补其阴，而后泻其阳以和之"。黄柏、钩藤之用意就在于此。诸药合用，使肾有所滋，脑有所养，肝有所平，从而达到肝养风息、血压得降的目的。

【加减】大便干燥者，加生地黄 28g，淫羊藿 18g；上热下寒，舌红口干，面热，足冷者，加黄连、肉桂各 6g；伴失眠烦躁者，加炒酸枣仁、首乌藤各 28g，栀子 7g；便稀苔腻，手足肿胀者，加半夏 7g，白术 11g，泽泻 28g。

☯ 补阳活血汤（章进方）

【组成】当归、川芎、赤芍、地龙、桃仁各 14g，黄芪 60g，红花 6g。

【用法】每日 1 剂，水煎，早、晚分服，疗程为 15 日。

【功效】化瘀降压，补气行血。

【方解】本方以补气活血通络，使气旺促血运行，而不用破血之方，徒伤正气。临床观察说明，本方在治疗顽固性高血压效果良好。中药药理研究证实，黄芪对血压有双向调节作用，降压用量不得小于 28g；当归、川芎、赤芍能抑制血小板聚集、黏附，增加纤维蛋白溶解；红花、地龙可扩张血管，改善微循环；桃仁能增加红细胞变形性。上药合力，可改善血液流变性，改善微循环，恢复血流动力平衡，达降压目的。

【验案】马某，男，76岁。患者年轻时当过兵，曾随部队转战南北，风餐露宿，身体受损，损伤脾肾阳气。每至冬季寒冷季节，则四肢发凉，常有腹泻。生活稳定后，情况好转，身体逐渐发胖，61岁时查出患有高血压，一直口服降压药维持治疗。近半个月症状加重，全身乏力，头痛眩晕，心慌气短，活动时加剧。自觉全身肌肉颤动，服卡托普利、硝苯地平片、复方丹参片等药，症状无明显改善。血压 25.94/11.97kPa（195/90mmHg）。面色苍白，脉弦大，重按无力，舌质淡嫩，苔薄白。证属脾肾阳虚，厥阴风气挟水气上逆。水煎200ml，分早、晚各1次口服，暂停服卡托普利及硝苯地平。服药10剂后，临床自觉症状消失，血压降至 19.95/10.64kPa（150/80mmHg），嘱每周服2剂巩固疗效，另早晨服复方降压片1片，防止血压反跳。随访2年，血压稳定。

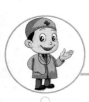

第三章 高血压并发症

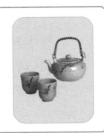

第一节　高血压并发高血脂

☯ 清肝明目丸（姜凌雪方）

【组成】竹叶 14g，夏枯草 28g，菊花 28g，珍珠母 28g，石决明 28g，决明子 28g，怀牛膝 16g，川牛膝 16g，生大黄 14g，天麻 16g，钩藤 28g，茵陈 18g，赤茯苓 16g，山楂 28g，苍术 11g，炒白扁豆 11g，何首乌 28g，白芍 28g，赤芍 28g。

苍术

【用法】将上药共研细末，蜜制成丸，每次服 1 丸，每日 3 次，分早、中、晚服，2 个月为 1 个疗程。治疗期间，不再服用其他相关药物。治疗前后化验血脂和血液流变学指标。治疗期间每日测血压 2～3 次。

【功效】平肝潜阳，化痰降浊。适用于高血压、高血脂。

【方解】丸方中夏枯草、天麻、石决明、珍珠母益肝潜阳以治肝风；菊花、决明子平肝醒目；竹叶养心利尿；茵陈、赤茯苓解肝胆湿热，具有引邪外出的作用；牛膝、何首乌、白芍、赤芍补肝肾引血下行，兼活血祛瘀；大黄、山楂消瘀散结。

现代药理研究证实：夏枯草、竹叶、珍珠母、石决明、茵陈均具有降压利尿作用；大黄、山楂、白芍、何首乌具有降糖、降脂作用。全方共达平肝潜阳、化痰降浊、散瘀通络、降压降脂的功效，对高血压和高血脂的防治、血流动力学的改善有显著疗效，且具有服用方便，疗效确切，作用温和，无毒性作用的优点。

【按语】根据中医学理论，高血压、高脂血症属"肝风""眩晕痰证""瘀证"等范畴。因为长期精神紧张、肝气郁滞，郁而化火或恣食肥甘，饮酒过度，湿浊壅阻，痰浊内生，迁延日久，正虚邪实，阴阳失调、痰浊闭阻，肝阳上亢，气血不畅，经络阻滞形成上盛下虚的证候，表现为头晕、眼花、耳鸣、健忘、四肢麻木等症。本病治疗当标本兼顾，治当平肝潜阳，健脾化痰，活血化瘀，待肝气条达，脾脏健运，则气血通畅，痰浊无生。

☯ 加味龙骨温胆汤（刘伟琪方）

【组成】薄荷 11g，钩藤 16g，菊花 11g，牡蛎 26g，龙骨 26g，竹茹 7g，枳实 7g，陈皮 11g，半夏 7g，黄连 7g，茯苓 11g，酸枣仁 18g，甘草 6g。

【用法】水煎服，每日 1 剂，分 2 次服。

【功效】平肝潜阳。适用于高血脂、高血压。

【加减】手足麻木者加木瓜 14g，桑皮 16g，天麻 7g，鸡血藤 16g；烦躁易怒、头痛、头胀、失眠多梦者，加大酸枣仁用量，并加川芎 7g，石决明 18g；气虚自汗者加浮小麦 14g，黄芪 18g。有心脏病者加瓜蒌 16g，桂枝 7g，降香 6g；伴糖尿病者另治疗糖尿病。水煎服，每日 1 剂。服用本方时，停用一切西药。

【验案】王某，女，66 岁。1996 年 12 月 8 日来医院就诊，几天前因心情不愉快，出现眩晕、头痛。患者原有高血压病史 17 年，伴眩晕。近 1 年来间断服西药治疗（复方降压片、右旋糖酐-10、硝苯地平等），血压时降时升，血脂高。多次在我院门诊测量血压 190/110mmHg，心电图示 ST 改变，继续服西药治疗后，症状有所好转，但仍见眩晕，心悸，寐差，面色潮红，急躁易怒，舌红苔白，脉弦滑。检查：血压 185/105mmHg。证属肝阴不足，肝阳上亢，上扰清窍。治则平肝潜阳，投本汤加太子参 18g，丹参 28g，川芎 7g，桂枝 7g，并嘱停用降压西药，低脂低盐饮食。进药 8 剂，眩晕减轻，血压降至正常，未出现心悸，寐差好转。为巩固疗效，再进原方数十剂，观察 2 个月，检查血压在正常范围，未再回升，眩晕停止。

☯ 息风天麻汤（杨秀姣方）

【组成】丹参、红花、茯苓各 11g，钩藤、山楂各 16g，天麻、半夏、白术、地龙各 7g，橘皮 6g。

【用法】水煎取汁，每日 1 剂，饭前热服，分 2 次服。2 周 1 个疗程，一般连服 3 个疗程。

【功效】活血化痰息风。适用于高血压并高脂血症，证属痰瘀互结。

【方解】中医学认为高血压合并高脂血症多有痰浊、血瘀夹杂。其主要发病因素为：年龄大，饮食不节，过食肥甘，脾胃受损，运化失调，酿生痰浊，阻遏气机，进而气滞血瘀，痰瘀痹阻血脉。临床表现为头痛、眩晕，除风阳痰浊为患外，还有瘀阻脑络之虞，日久不愈则可演化加重为中风；而高脂血症也可加重高血压，甚至发展为高血压脑病。故治用化痰息风之剂半夏白术天麻汤加入兼有降血压、降血脂作用的活血祛瘀药，以防止其发展。孔炳耀曾提出血瘀生风的理论，采用"行血息风法"以活血行血息风药物为适用于原发性高血压，实为"血瘀致眩"观点的宏扬，"治风先治血，血行风自灭"。本方治风重用治血之品，正是取其"血行风灭"之意。药理研究发现，不少活血化瘀药物都有降血压、改善血液循环作用，部分药物还有降血脂作用。

☯ 养肝健脾方（赵志华方）

【组成】黄芪、黄连各 16g，钩藤、半枝莲各 28g，黄芩、生大黄（后下）、栀子各 6g。

【用法】水煎取汁 400ml，每日 1 剂，分 2 次服。早、晚各 1 次，同时加服卡托普利，每次 25mg，每日 3 次。30 天为 1 个疗程，控制血压于135/85mmHg 水平。

【功效】清热解毒，益气补虚。适用于原发性高血压伴血脂异常，证属气虚毒盛。

【方解】本降压汤具有益气补肾、祛热解毒功效。方中黄芪能补气升阳、利水消肿、益卫固表、托毒生肌，既可降低血压，增强心功能，又

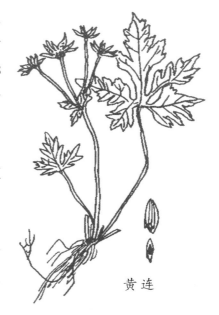

黄连

能改善高血压患者的胰岛素敏感性；钩藤清热平肝息风，可以通过降低外周血管阻力、减少心输出量而降低血压；黄连、黄芩泻火解毒，清心肝之火，具有降压、降脂作用；大黄、栀子清热解毒，通

泻三焦，导热下行，大黄所含蒽醌类、苷类、儿茶类化合物能促使胆固醇的排泄，减少其吸收。本组资料表明，本方能提高高血压患者对胰岛素的敏感性和（或）反应性，且对常与胰岛素抵抗同时存在的脂代谢异常也有影响。

【按语】胰岛素过多能促进血管平滑肌细胞分裂增殖，导致血管管腔狭窄和血管弹性降低，并通过增加交感神经活性、加强肾素－血管紧张素系统作用，影响细胞跨膜离子转运等途径影响心脏活动和升高血压。因此，提高高血压患者胰岛素敏感性和（或）反应性，降低血中胰岛素水平，对于稳定血压、防治高血压并发症有着积极的意义。许多研究认为，胰岛素抵抗是脂质代谢异常的原发因素，空腹胰岛素升高与三酰甘油升高及高密度脂蛋白降低显著相关。中医临床发现，多数高血压患者除有阴虚阳亢、肾气亏虚的临床特征外，还具有热毒内盛的病机特征。

☯ 养肝健脾方（袁升平方）

【组成】冬瓜仁、薏苡仁各 118g，决明子 28g，天麻、钩藤、杜仲、枳实、竹茹、党参、茯苓、白术各 16g，炙甘草 6g。

【用法】每日 1 剂，上药加 900ml 水煎至 300ml，口服。每周连续服药 10 天。如有心力衰竭、高血压、中风，则要中西医结合急救治疗；如出现其他原因不能解释的血细胞下降、肝肾功能不良者，可停止使用本方；如并发其他症状，则在本方基础上辨证用药治疗而不限于固定用药；对患者进行健康辅导，嘱其低钠饮食、戒烟、减轻体重、适量体力活动等。

【功效】健脾化痰，平肝息风。适用于高血压并高脂血症，证属阴虚阳亢、痰浊中阻。

【方解】中医学认为高血压是一个阴阳平衡失调的一种疾病。在高血压分型中，阴虚阳亢型和痰浊中阻型高血压患者易并发冠心病等心血管病。肝阳上亢，痰浊中阻，湿盛脾虚，致病因素是肝旺脾虚。平肝健脾方中，天麻、钩藤平肝息风，为治疗高血压的要药；杜仲补肝肾降血压，枳实疏肝理气消痰，竹茹化痰燥湿，决明子清肝降压调脂，冬瓜仁、薏苡仁化痰利水渗湿；党参健脾补气，促其运化。现代医学报道，化痰法可纠正脂质代谢紊乱；种仁类药物含不饱和脂肪酸，能降血脂；补虚法有抗自由基损伤作用。全方配合，共奏平肝息风、健脾化痰之功，为疏肝理脾及降压调脂的理想治法。

☯ 健脾化痰饮（宋秀成方）

【组成】生地黄 18g，地龙 16g，生山楂、决明子、玉竹各 28g。

【用法】水煎服，每日 1 剂，分 2 次服；或以开水冲泡代茶饮。

【功效】活血化瘀，养阴通络。

【方解】降压方中以山楂、决明子消食化痰、祛瘀泻火；生地黄、玉竹清热滋阴，配以决明子，更能益肾平肝；地龙通经络，化瘀血，逐瘀行水。诸药合用共奏化痰散瘀、补肾平肝、滋阴通络之功。山楂能化饮食。若胃中食积、脾虚不能运化，不思食者，多服之，对肥胖胃实、血脂过高之人，适当克伐脾胃生发之气，不失为减肥去脂之良法。现代药理研究：决明子、地龙均有较好的降压作用，玉竹、生地黄、山楂有降血脂、化解动脉粥样硬化斑块形成的作用。

【加减】便秘或形体肥胖者加大黄 14g，生薏苡仁 28g；眩晕甚者加菊花、川牛膝各 16g；便溏者加山药、炒白术各 18g；伴有口干口苦、头胀痛、舌苔黄厚者加龙胆、竹茹各 16g，天麻 14g；耳鸣、腰膝酸软、舌红苔少者加山茱萸、石斛、当归各 16g，沙参 18g。

【验案】孙某，女，45 岁。2001 年 4 月 12 日来医院就诊。自诉有高血压、高脂血症等疾病，伴腹围、体重增加半年余。现头昏沉，记忆力下降，体倦乏力，体重超重 20kg，食欲、二便尚可，B 超示：中度脂肪肝，舌质淡红，苔薄黄，脉弦。用上方加龙胆、竹茹各 16g，每日 1 剂，代茶饮，嘱其配合节制饮食，以清淡食物为主，少吃肥美食物，1 个月后，体重减轻 5kg，体倦乏力明显好转，1 年后血压、血脂、体重均恢复正常，3 个月后随访，一切均正常。

【按语】中医治疗高血压多以肝、脾、肾三脏功能障碍，阴阳气血失调论治。本法从痰瘀入手，辅以养阴通络，使痰消瘀祛，络通液畅。

丹参温胆汤（施丕安方）

【组成】陈皮 11g，半夏、枳实、竹茹各 14g，茯苓 16g，炙甘草 6g，黄芪 18g，丹参、泽泻各 28g。

【用法】每日 1 剂，水煎 2 次，取浓汁 450ml，每日 2 次，早、晚分服。

【功效】益气活血，降浊祛痰。

【方解】中医学认为，高血压、高血脂与动脉粥样硬化、冠心病、脑血管病关系十分密切，他们如同时存在，互为因果，将使病理进程加快。在降压的同时，如果能够将血脂控制在正常水平，则有助于预防、逆转靶器官的损害，也就有预防降低心脑血管病发生的作用。西药治疗，效果确切，很受患者喜爱，但不良反应较多，且需长期服用，而中医药从整体入手，具有独到之处。高血压属中医学"眩晕""痰浊"等范畴，中医文献中无脂代谢异常的记载，根据该病的临床表现，多数学者认为应属脂膏、浊阻、浊质等范畴。其发病与肝失疏泄、脾失健运有关。情志不遂，肝木乘土，则升降失司，清浊难分；胆气郁遏，则精汁不畅，脂浊难化，痰浊内生；脾失健运，精微不能传输，痰湿内盛，瘀脂阻碍气机，代谢紊乱。

故祛痰、降浊是其重要治法之一。本方加入丹参、黄芪、泽泻，降浊祛痰、益气活血，从而标本兼治。

近年研究表明，本方有调节免疫的功能，并有抑制血小板聚集、消除自由基的作用。丹参的有效成分丹参素，在肝细胞内具有抑制内源性胆固醇合成的作用；泽泻可抑制外源性三酰甘油、胆固醇的吸收，影响内源性胆固醇代谢及抑制三酰甘油肝内的合成。临床观察表明，治疗组除获得对高血压的有效控制外，同时对三酰甘油、胆固醇有明显的改善作用，效果优于对照组，且未见明显不良反应。

☯ 决明平眩汤（肖志兵方）

【组成】磁石 16g，生赭石 16g，生石决明 16g，白芍 11g，生地黄 24g，车前子 11g，蒺藜 11g，菊花 7g，生龙骨 24g，生牡蛎 24g，丹参 28g，牛膝 24g。

【用法】水煎服，每日 1 剂，分 3 次服。配合花椒茺蔚浴足汤：牛膝 28g，桑枝 28g，茺蔚子 28g，花椒 60g，睡前热水泡脚。

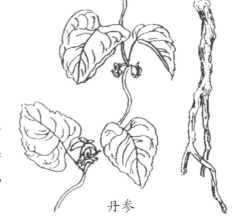

丹参

【功效】降脂降黏，祛瘀降压。

【方解】祖国医学认为，高血压的病位主要在肝、肾，肝肾阴阳失调是导致发病因素，随着时间的增加，对心、脑、肾等重要器官会产生持续性损害。治疗高血压，重点在于调整阴阳；早期主要在肝，清降为多；中期病涉肝肾，阴虚阳亢，燮理为宜；后期常阴阳皆虚，治以补益，兼以镇潜。本方从肝从肾，从痰从气，从上从下，虚实同治，祛瘀降压，降脂降黏，加上浴足、食饮综合方，取得较好疗效。

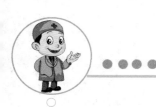

第二节　高血压并发失眠

☯ 养心安神汤（李军山方）

【组成】黄芩 8g，柴胡 8g，党参 16g，紫苏子 16g，牡蛎 16g，桂枝 6g，茯苓 6g，大黄 6g，花椒 6g，车前子 16g，石膏 16g。

【用法】每日 1 剂，上药水煎服，2 周为 1 个疗程。服药期间，忌烟限酒，少辛辣，少盐少脂，注意调理情志，适量运动。

【功效】补益潜降。适用于高血压伴失眠。

【方解】此降压汤来源于张仲景的《伤寒论》，本方以小柴胡汤为基础，加桂枝宣阳透达，

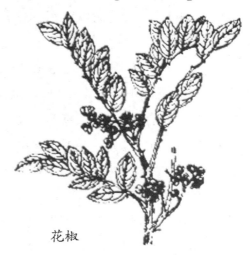

花椒

助小柴胡转透里郁；少许大黄，清热和胃；牡蛎养心安神，定惊止烦；茯苓既可淡渗利水，又可畅疏三焦；柴胡配黄芩，清中有宣；酌加花椒、紫苏子、石膏、车前子，意在以石膏易龙骨以清热除烦，紫苏子易半夏以顺气化痰，花椒易生姜是防其辛燥，车前子入肾，降气利尿，清肝而益肾，通利三焦，与大黄相合，一渗一荡，一前一后，与茯苓相合，止烦定惊，顺气安神。据临床研究，龙骨安神汤加减的主要功效有：①协调阴阳，祛痰下气，通上宣下，对神经系统有明显的调节作用；②调整心血管系统功能，有利于降低血压，

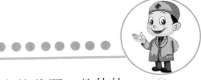

增强血管壁的弹性；③疗虚实痰火于一体，上下内外兼顾，整体协调，确能使人稳定情绪，自我调整，自我松弛，达到心理平衡。临床观察，服药后部分患者出现大便偏稀，次数增多，经继续服药，大便恢复正常，未见其他不良反应。

【加减】肝肾阴虚者，加枸杞子 14g，菊花 14g；阴阳两虚者，酌情加减；肝阳上亢者加白芍 14g，天麻 14g，钩藤 14g；痰浊壅盛者，加半夏 14g，胆南星 14g。

【验案】刘某，男，60 岁。2004 年 11 月 9 日来医院就诊。自诉头晕、失眠、健忘、头痛反复发作 5 年，加重 4 周来医院就诊。诉近来因工作劳累，睡眠较差，头昏眼花，阵发性头痛，伴呕心欲吐，血压忽高忽低，波动在 190～160/110～100mmHg。在外院查颅脑 CT、心电图、生化全项等无异常，既往有高血压病史 5 年，长期服用氨氯地平，每日 1 片，就诊时血压 185/110mmHg，精神不振，纳呆，便干，尿黄，舌质黯，脉弦滑，予本降压汤加陈皮 14g，白芍 11g，丹参 14g，大枣 16g，菊花 14g。每日 1 剂，水煎服，治疗 1 周以后，头痛、失眠、头晕症状明显减轻，血压 130/90mmHg，继续服用 1 周，诸症消失，血压恢复到正常范围。随访 1 年，诸症未发。

【按语】高血压属中医学"眩晕""头痛""失眠"等范畴，其发病原因主要在于阴阳失调，治疗重点在于调理阴阳。病之早期，多治肝，清降为多；中期病涉肝肾，燮理为宜；后期，多呈阴阳两虚，治则补益潜降。

☯ 茯神安神汤（梁彩云方）

【组成】生地黄、酸枣仁、钩藤、首乌藤、白芍、龙骨、丹参、黄连各 14g，茯神 18g，肉桂 2g。

【用法】水煎取汁，每日 1 剂，分 3 次饮服。8 天为 1 个疗程，一般连用 2 个疗程。同时，高血压基础治疗不变。

【功效】疏肝通络，滋补肝肾，交通心肾，养心安神。适用于高血压并发失眠症，证属肝肾阴虚、心肾不交、心神不守、气滞络瘀。

【方解】安神汤方中生地黄、白芍补肝益肾；龙骨、酸枣仁、茯神益心安神；钩藤、首乌藤、丹参平肝通络；黄连、肉桂以补益心肾。诸药合用，阴平阳秘，气血和、心肾交、肝肾健而失眠得以改善。现代药理证明：丹参、白芍有镇静作用；钩藤、酸枣仁既能降压，又有镇静作用。

【加减】阳虚证见神疲乏力、面色不华、舌淡苔薄、脉细弱者，加淫羊藿、仙茅各 14g；阴虚证见心烦不寐、口干少津者，加麦冬 14g，石斛 18g；伴烦躁易怒者，加焦栀子 14g，龙胆 6g；伴心悸怔忡、头晕目眩者，加磁石、珍珠母各 18g；伴肝郁胁痛者，加香附、郁金各 14g。

【按语】血压异常可引起失眠，并且大多降压药也可导致睡眠不佳。失眠可进一步加重高血压的程度，甚至使原有的高血压加重。高血压属中医学"风眩"的范畴。失眠以中老年患者为多，多为本虚标实之症证。本虚以肝肾阴虚为主，可伴阳虚。因年老肾衰，阴精亏损，水不涵木，则肝失于承制，亢而为害；阴虚阳亢，气滞络瘀，心神不守，心肾不交，故失眠。治当滋补肝肾，养心安神，疏肝通络，交通心肾。中药制剂能改善睡眠又有辅助降压作用。

☯ 双味安神汤（夏桂林方）

【组成】夏枯草 16g，半夏 7g。

【用法】水煎 2 次，每日 1 剂，分两次服用，中午 11：00 及夜晚临睡前 1h 左右服用，1 个疗程为 3 周。

【功效】清热安神。适用于高血压伴失眠。

【方解】方中重用夏枯草清热利湿；辅以半夏益气安神、清热息风之品，全方共奏清热利湿、心神安守之效。

【加减】阴虚阳亢，症见腰酸膝软、五心烦热者加生地黄、黄连、枸杞子、菊花；肝火亢盛，症见头痛、急躁易怒者加天麻、钩藤、龙胆、栀子；痰湿壅盛，症见眩晕、胸闷、头如裹者加茯神、胆南星、北秫米、远志；阴阳两虚，症见腰酸膝软、畏寒肢冷者加女贞子、墨旱莲、仙茅、淫羊藿。其他症见肢倦神疲、饮食无味者加黄芪、白术、当归、龙眼肉；心悸怔忡、善惊易恐者加珍珠母、龙骨、龙齿、磁石；有焦虑症状者加浮小麦、首乌藤；有抑郁症状者加合欢皮、郁金。

【按语】我国历代医学书籍以及近代名家对半夏、夏枯草合用治疗失眠也是屡屡提及。如《重订灵兰要览》载："不寐之证，椿田每用制半夏、夏枯草各五钱，取阴阳相配之义，浓煎长流水，竟覆杯而卧。"又如《冷庐医话》引《医学秘旨》谓："余尝治一人患不睡，心肾兼补之药，遍尝不效。诊其脉，知为阴阳违和，二气不交，以半夏三钱，夏枯草三钱，浓煎服之，即得安睡。"治疗失眠、神经衰弱证属阴阳失调者，亦常以半夏、夏枯草为对药。研究表明，夏枯草具有降低血压、改善动脉内皮功能的作用，是治疗高血压的常用药物。而半夏用于治疗高血压亦有报道，刘渡舟先生曾用小半夏加茯苓汤治疗高血压，取得了较好的疗效。

☯ 地黄安神汤（梁爱珍方）

【组成】酸枣仁 14g，生地黄 14g，钩藤 14g，首乌藤 14g，白芍 14g，龙骨 14g，茯神 18g，杜仲 14g，丹参 14g，黄连 14g，肉桂 2g。

【用法】水煎服，每日 1 剂，分 2 次饮服。7 日为 1 个疗程，可连续治疗 2 个疗程。

【功效】养心安神，疏肝通络，滋补肝肾，交通心肾。

【方解】地黄安神汤方中生地黄、杜仲、白芍补肝益肾；龙骨、酸枣仁、茯神补心安神；钩藤、首乌藤、丹参平肝通络；黄连、肉桂以交通心肾。诸药合用，达到阴平阳宣、气血和畅、心肾交通、肝肾足健而失眠得以改善。药理研究证实：丹参、白芍有镇静作用，而杜仲、钩藤、酸枣仁既能降压，又有镇静作用。

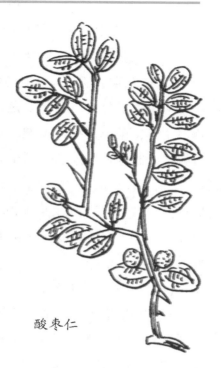

酸枣仁

【加减】烦躁易怒者加焦栀子14g，龙胆6g；心悸怔忡，头晕目眩加磁石18g，珍珠母18g；肝郁胁痛加香附14g，郁金14g；阴虚症见心烦不寐，口干少津者加麦冬14g，石斛18g；阳虚症见神疲乏力，面色不华，舌淡苔薄，脉细弱者加淫羊藿14g，仙茅14g。

【按语】原发性高血压属中医学"风眩""失眠""头痛"的范畴，并发失眠症以中老年患者居多，多为本虚标实之证，本虚以肝肾阴虚为主，可并阳虚。因年老肾衰，阴精亏损，水不涵木，肝失于承制，亢而为害，气滞络瘀，阴虚阳亢，上扰心神，致心神不守、心肾不交，故失眠。治当滋补肝肾、养心安神、疏肝通络、交通心肾。

☯ 半夏温胆汤（何永生方）

【组成】橘红6g，半夏11g，枳实14g，茯苓16g，竹茹14g，黄连6g，制大黄14g，丹参28g，天麻、钩藤（后下）各14g。

【用法】每日 1 剂，水煎取汁 200ml，分 2 次服。早、晚各 1 次，1 个疗程 1 周，治疗 1～2 个疗程。

【功效】宁心健脾，化痰除湿。

【方解】温胆汤加减方中枳实、竹茹、黄连、制大黄清热化痰，通腑泄浊；半夏、橘红、茯苓健脾化痰，降逆和胃；天麻、钩藤平肝潜阳，化痰息风；丹参活血通络。痰浊化而湿热清，脾运健而气机顺，头重头昏头胀、肢体困重、口干口苦等症自然明显缓解和消失。研究证实，天麻、钩藤等有明显的降压和镇静作用；枳实、竹茹、黄连等药对调整自主神经功能也有明显作用，其综合作用是单纯镇静药所不能替代的。

【加减】热重加黄芩 15g，贝母 14g；湿重加石菖蒲 12g，厚朴 14g，薏苡仁 16g。

【按语】高血压并发睡眠障碍和睡眠相关性障碍，是原发性高血压的主要症状和重要诱发因素。患者常有工作压力大、长期熬夜、膏粱厚味、劳逸无度等，导致脾胃失健，痰湿内生，日久化热，痰热内蕴，上扰清空，而出现失眠多梦、头昏头晕、肢体困重、口干口苦口腻等症。即所谓"胃不和则寐不安"。现在高血压的治疗目标，从单纯控制血压发展到控制血压、保护重要靶器官、减少并发症和提高患者依从性等。

☯ 安神平肝汤（王德林方）

【组成】钩藤 18g，天麻 11g，桑叶、菊花各 14g，赤芍、白芍各 16g，丹参、葛根、珍珠母各 28g，酸枣仁、杜仲、桑寄生各 16g。

【用法】每日 1 剂，分 2 次服用，水煎取汁。21 剂为 1 个疗程。

【功效】补养肝肾，平肝潜阳，活血安神。

【方解】安神平肝汤方中的天麻、钩藤平肝潜阳；桑叶、菊花平肝火；赤芍、丹参活血祛瘀，丹参还能养心安神；珍珠母、酸枣仁平肝养肝理神；白芍养阴平肝；杜仲、桑寄生补益肝肾。共奏平肝潜阳，活血安神，补养肝肾，标本兼治之功。中医药理研究证实：桑叶、葛根、桑寄生有降压作用；赤芍、丹参、白芍有镇静作用；而天麻、钩藤、酸枣仁、杜仲既有降压作用，又有镇静作用。

【加减】阴阳两虚酌加山茱萸、淫羊藿、金樱子、芡实；肝阳上亢加夏枯草、龙胆；肝阳化风加僵蚕、蝉蜕；肝肾阴虚酌加生地黄、枸杞子、女贞子。

【验案】患者，宋某，男，51岁。2003年1月11日来医院就诊。失眠1年有余，加重3周。因与人吵架而诱发。夜睡1～2h，甚至通宵难眠，记忆力下降，伴心烦易怒，头晕不适，口干便秘，夜寐汗出。有高血压病史4年，平素服用珍菊降压片和尼群地平片。刻下：血压170/100mmHg，舌苔薄黄，质黯红，脉细弦。证属肝肾阴虚，肝阳上亢。治则平肝潜阳，滋养肝肾，活血安神。药用：天麻11g，钩藤18g，桑叶、菊花各14g，桑寄生、杜仲、生地黄、赤芍、白芍、酸枣仁、郁金各16g，丹参、葛根、珍珠母、浮小麦各28g。7剂后二诊：夜寐好转，能睡4h，头晕大减，大便通畅，余症亦减。血压150/95mmHg。药既奏效，原方14剂后三诊：夜已能睡5～6h，心情平静，头晕缓解，汗出消失，血压120/85mmHg，舌苔薄，质黯红，脉细弦。仍以上方去浮小麦，7剂。2个月后，询及病况，上方服完，睡眠安稳，血压一直正常。

【按语】夜间失眠是高血压患者常见的主诉之一。血压异常时可出现夜寐不安，头晕头痛，失眠健忘，另有部分降压药也可引起睡眠不佳。失眠的出现可进一步影响血压的控制，加重原有的高血压并发症。本病病久不愈，阴耗过度，又损及阳，而致阴阳两虚。病程日久，络脉瘀阻，正如《黄帝内经》所说："病久入深，营卫之行塞，经络时疏，故不通。"治当调和阴阳，通利血脉，标本兼顾。

第三节　高血压并发眩晕

☯ 白术定眩汤（姜冰月方）

【组成】白术 24g，党参 28g，茯苓 24g，当归 16g，川芎 11g，白芍 16g，柴胡 11g，赭石 16g，荷叶 16g，生龙骨 28g，生牡蛎 28g，半夏 7g，陈皮 7g，泽泻 24g，甘草 4g。

【用法】每日 1 剂，分 2 次服，水煎服。5 周为 1 个疗程。

【功效】健脾祛痰，补气养血，升清降浊。适用于耳源性眩晕。

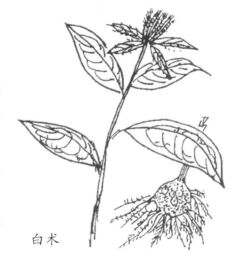

白术

【方解】白术定眩汤中党参、白术、茯苓、甘草补脾益气，培补后天不足；川芎、当归、白芍补血活血；半夏、陈皮、荷叶、泽泻利湿除浊；生龙骨、生牡蛎、赭石重镇降逆育阴潜阳；柴胡升举阳气，且与白芍相合调达疏理肝气。诸药相伍共奏健脾益气、养血活血、祛湿化痰、升清降浊之功，且补而不腻，温而不燥，升不助逆，降不伐气，补泻并用，故临床疗效显著。

【按语】本方是我院名老中医教授多年来治疗老年高血压的有效良方。根据老年高血压的发病特点，中医学认为老年高血压其病因多种多样，多数因相合，且彼此影响，但尤以脾胃功能失调为最常见。脾居中州，通连上下，系阴阳气血化生之源及脏腑气机升降之枢纽，一旦脾气虚弱升降失常，则脾的运化功能就会直接受到影响，从而导致气血亏虚或水液代谢失调而致湿停聚，清阳不知，浊阴不降，最终形成老年高血压。

☯ 疏肝降压汤（金明文方）

【组成】黄芩 12～16g，栀子 12～16g，菊花 12～16g，柴胡 16g，白芍 15～28g，茯苓 15～28g，钩藤 15～28g，夏枯草 15～28g，当归 9～11g，薄荷 7g。

【用法】每日 1 剂，水煎服，分 2 次服。

【功效】疏肝泄火。适用于高血压眩晕及高血压属肝郁化火者。

【方解】方中黄芩、栀子、菊花泻火养阴，清热通络；白芍、茯苓、当归益气回阳；黄柏、柴胡清热化瘀；薄荷、夏枯草行气清热。诸药合用扶正祛邪，养心通络。

【加减】头痛项强者，加川芎、葛根；若有伤阴之象，症见两目干涩、口干咽燥，加玄参、知母；腰膝酸软者，加桑寄生、牛膝；浮肿者加泽泻；郁气滞显著者，酌加香附、郁金或甘松；失眠多梦者，加炒酸枣仁或首乌藤；心悸明显者，加柏子仁或莲子心；个别患者有肝阳上亢见证，酌加赭石或生龙骨等重镇潜降之品。

【验案】陈某，男，50 岁，技术人员。头晕头痛血压高 2～3 年，加重 2 个月。主诉心烦易怒，情绪低落，有时欲哭，失眠、健忘，胸闷，脸部阵阵发热，手颤。在外院服中药效果不好而来我院就诊，舌暗红，苔薄微黄、脉沉弦细，证属肝郁化火，宜疏肝泄火法治之，用上方治之（未用薄荷、夏枯草）加郁金、葛根、炒酸枣仁、生龙骨、生牡蛎。服药 6 剂，症状减轻，继服上方加减巩固疗效。

☯ 安神化瘀汤（李庆杭方）

【组成】地龙、五味子、赤芍、川芎、夏枯草各 16g，丹参、牡丹皮、山楂、何首乌、黄芪各 28g。

【用法】水煎服，每日服 1～2 剂，早、晚各 1 次。部分脑血管并发症急诊患者，入院时可加用 20% 甘露醇 300ml 快速静滴 2～3 次；心功能不全者加用毛花苷 C 0.4ml 1～2 次，并加高渗糖。治疗期间应戒烟酒，适当活动，清淡饮食。

【功效】活血化瘀。适用于高血压。

【方解】安神化瘀汤具有活血祛瘀，安神，兼益气、补肾、利水、泻火作用，方中丹参、川芎活血化瘀、行气通络、安神镇静；赤芍、牡丹皮清热凉血化瘀；山楂化食、消肉积；夏枯草清肝火散郁结；地龙清热散火通经络；葛根解热生津、消火解郁，重用泽泻渗湿热，何首乌、五味子滋肝肾、益精血；黄芪益气生血、助活血化瘀之功。

【加减】头痛甚者，加蔓荆子、决明子、钩藤、蝉蜕等；失眠甚者，加生酸枣仁、炒杜仲、石菖蒲等；痰涎壅盛者，减黄芪，加苍术、佩兰、石菖蒲、桑白皮等；肝火过旺者，减黄芪，加栀子、莲子心、郁李仁及白虎、承气、酸枣仁汤等；阴虚者，加山茱萸、桑寄生、玄参、白芍等；心悸甚者，加龙眼肉、莲子心，重用五味子、黄芪；动脉硬化出血者，加黄柏、黄连、槐花、小蓟；身痛肢麻加威灵仙、独活、防己、秦皮等。

【验案】宋某，女，35 岁。有高血压 12 年，目眩健忘、头痛头晕，头重脚轻，视力下降，心慌失眠，全身乏力。入我中医院检查：脉弦，舌红少苔，舌边有瘀点，心电图示心尖第一心音增强，眼底动脉反光增强，光带增宽，呈铜丝状改变，左眼鼻下支见银丝状改变。诊断：高血压Ⅱ期。本人患病 12 年，致使肝肾阴虚，精血亏乏，肝失藏血，疏泄失常，心血失主，血循不畅而瘀。治则清热益阴、活血祛瘀。拟丹参镇定汤加桑寄生等，治疗 6 个月，血压一直稳定。

☯ 解郁养肝汤（杨乔宾方）

【组成】香附 14g，柴胡 14g，郁金 14g，紫苏梗 14g，川芎 14g，当归 14g，白芍 14g，薄荷 6g。

【用法】每日 1 剂，每日 2 次，水煎服。

【功效】解郁养肝。适用于气郁血逆之头晕头痛，情绪低落，胸胁闷胀，纳食减少，甚则两胁窜痛，舌淡红或偏红，脉弦或沉弦。

【方解】我国古代中医平肝之法，乃芳香升阳，疏而平之，

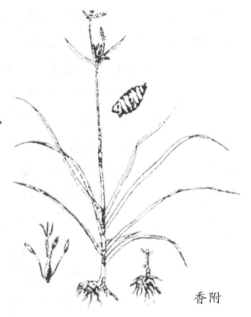

香附

故解郁养肝汤以柴胡、香附、郁金、紫苏梗、薄荷芳香升阳，疏肝解郁；当归、川芎、白芍调和血脉，全方共奏疏肝行血之功。根据临证经验，若疏肝不应，则必有营气痹窒，脉络瘀阻，于上方中加入桃仁、红花活血通络，多有效验。

【验案】昆某，女，51 岁。1973 年 5 月 12 日来医院就诊。有高血压 2 年余，平时血压多波动于 22.0～20.0/13.3～12.6kPa（165～150/100～93mmHg）。主诉头痛，以巅顶为重，胸闷心烦，恶心

纳减，两胁窜痛，尿黄便稠，舌偏红苔薄，脉弦。证属气郁血逆，投以本方加炒栀子、姜竹茹、桃仁、红花各14g。服药5剂后，血压降为20.0/12.6kPa（150/123mmHg），诸症明显改善。守方续服10余剂，血压稳定于18.7/12.0kPa（140/90mmHg），诸症释然。后改服逍遥丸巩固善后。

息风止眩汤（杜世辉方）

【组成】桑寄生7g，百合、生地黄、菊花、决明子、夏枯草、白芍各11g。

【用法】水煎服，每日1剂，分2次服。

【功效】息风止眩，凉肝滋阴。适用于高血压，症见头晕脑胀，每因劳累或情绪波动而加重，偶有心悸、耳鸣。

【方解】本方主治阴虚阳亢型高血压，故方以夏枯草、决明子、菊花平肝凉肝；百合、生地黄、白芍、桑寄生滋补肾阴。诸药合用，共奏清热凉肝、补益肾阴、息风止眩之效。

【按语】我国近代名医叶天士根据高血压病因，认为眩晕乃"肝胆之风阳上冒"所致，并主张"火盛者宜清泄上熊窍络之热；下虚者宜从肝治，补肾滋肝、育阴潜阳、镇摄之治是也"。眩晕一病，多见于中老年人，且病程较长，缠绵不愈，故纯实纯虚之证颇为少见，而以虚实并见者为多。岳氏治疗本病，常用凉肝药与滋肾药合用，既可清上焦窍络之热，又可滋肝肾之阴，将清解与补法熔为一炉，立方选药，构思巧妙，为治疗高血压的良方。

平肝降压汤（孙效会方）

【组成】菊花14g，葛根28g，白芍11g，天麻18g，石决明28g，夏枯草18g，川芎16g，桃仁11g，丹参18g，瓜蒌18g，太子参11g，水蛭7g。

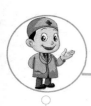

【用法】将药水煎服，每日1剂，分2次服，早、晚各1次。

【功效】活血化瘀，平肝潜阳，滋阴降压。

【方解】平肝降压汤中菊花、白芍、天麻、石决明、夏枯草以补阴潜阳降压；川芎、丹参活血祛瘀，善于活血解郁，具有行血散瘀通络、利湿等功效，使血行畅通，瘀血得行；太子参滋阴补虚、提高心肌收缩力，改善气虚供血不足；水蛭活血化瘀，取其性阴而缓，作用持久，配伍葛根稳定血压。总括全方则有平肝潜阳滋阴、降压、活血化瘀之作用。

【验案】康某，女，50岁。自诉头痛、头晕3年，加重月余。来医院查体，血压180/110mmHg，舌淡红苔白，脉弦劲。诊断为眩晕（肝阳上亢）。中医自拟本方治疗，水煎服5剂后，自述头痛、头晕明显改善，血压降至150/100mmHg。二诊加服5剂，头痛、头晕基本消失，连服20余剂后，以上症状痊愈，血压稳定在120/85mmHg。随访2年无复发。

【按语】高血压并发眩晕属于中医学"头痛"、"眩晕"等病的范畴，与肝、肾二脏关系十分密切。本疾病发生原因及其治疗，历代医者论述颇多，《素问·至真要大论篇》云："诸风掉眩，皆属于肝""无虚不作眩"等。在治疗方面，中医降压以平肝潜阳滋阴，活血化瘀为原则。一般地说，发病的早期多属肝阳偏盛，中期多属肝肾阳虚，晚期多属阴阳两虚，以上证候可以相互转化。

☯ 平肝息风汤（吕承文方）

【组成】天冬18g，白芍18g，玄参18g，龟甲18g，生赭石18g，茵陈14g，生龙骨18g，生牡蛎18g，生麦芽14g，怀牛膝26g，川楝子14g，菊花18g，生鳖甲18g。

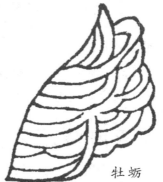

牡蛎

【用法】水煎服，每日1剂，每日2次服。

【功效】平肝息风，滋阴潜阳。

【加减】头痛剧烈加川芎 14g，天麻 14g，丹参 18g，并加量赭石、牛膝各 28g；心悸失眠加远志 11g，炒酸枣仁 11g，茯神 11g；肝阳上亢加钩藤 18g，夏枯草 18g，石决明 18g；肝肾阴虚明显加枸杞子 16g，山茱萸 16g，桑寄生 16g。

【验案】田某，男，59 岁。2 年前开始有阵发性头晕、失眠、头胀，未予正规治疗，每当休息不好或情绪波动症状加重。近半个月来头晕、头痛、头胀明显严重，伴汗出、少寐、胸闷心悸、颈项板紧、恶心欲吐。症见形体肥胖，面红多汗，舌质黯红，苔薄白，脉弦细。血压 180/120mmHg，心电图示：左心室高电压。中医诊断为眩晕，阴虚阳亢型。投上方加钩藤、夏枯草、石决明各 18g，川芎 14g，天麻 6g，枸杞子 16g，桑寄生 16g，远志 11g。水煎服，每日 1 剂，共 3 剂。服后头晕、痛、胀减轻，睡眠好转，血压降至 150/100mmHg。继服原方 3 剂，症状消失，血压正常。又以原方药量 3 剂制成散剂，每日 2 次，每次 14g，以巩固疗效，并嘱其忌烟酒、勿过劳，避免情绪波动，饮食清淡。

【按语】本方汤出自《医学衷中参西录》，为预防高血压中风而设，经化裁应用治疗高血压，妙手回春，其见效快，降压效果及改善症状胜于西药，同时降压平稳，药效持久，无不良反应。高血压的病因不外风、火、痰、虚、瘀几方面因素，瘀与虚往往为发病之本，而以风、火、痰见症于形，本方重在滋阴潜阳，平肝息风，加生鳖甲乃助龙、牡、龟、芍滋阴潜阳之功；加菊花以增强降压效果。药理实验证明，大剂量菊花有明显的解热和降压作用。而牛膝在方中并非单纯引血下行，其活血化瘀之力卓著，针对高血压的主要病因之一 "瘀"，而起到了良好的治疗作用。

☯ 化瘀地黄汤（张曼方）

【组成】白芍 11g，生地黄 18g，怀牛膝 28g，生龙骨（先煎）24g，生牡蛎 24g，赭石（先煎）24g，山药 28g，柏子仁 11g，山茱萸 11g，牡丹皮 7g，泽泻 7g，茯苓 11g，枸杞子 11g，菊花 16g。

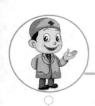

【用法】每日1剂，分2次口服，水煎，每个疗程5周。

【功效】滋阴柔肝，化瘀理气。主治高血压。

【方解】化瘀地黄汤中重用牛膝降其上行之瘀，并能滋肝养肾；赭石降其上逆之气，并能平肝潜阳；生龙骨、生牡蛎潜阳降逆，镇肝息风；生地黄、山茱萸、白芍、枸杞子滋阴养肝，柔润息风。生地黄补肝养肾，山药补脾固精，山茱萸养肝涩精，泽泻清泻肾火，牡丹皮清肝火，茯苓淡渗脾湿，六药相互配合，补中有泻，寓泻于补。全方滋阴柔肝、化瘀理气，故治疗肝肾阴虚挟痰挟瘀型高血压有较好效果。

【加减】失眠者加磁石（先煎）28g，天麻16g，钩藤16g，决明子18g；阴虚甚者加麦冬、沙参、玄参、墨旱莲各16g；腰酸痛甚者加沙苑子、巴戟天、杜仲各18g；头晕、头痛、血瘀明显者加三七粉6g，丹参16g，赤芍11g；脾虚明显者加生黄芪18g，党参16g。

【验案】崔某，女，57岁。患者自诉头晕目眩，不敢睁眼，阵阵欲倒，面色红润，光泽，白睛充血，如醉酒状，头昏胀痛，失眠健忘，耳鸣口苦。症见舌红苔黄，脉弦。血压23.94/15.96kPa（180/120mmHg），有高血压病史12余年，常年服用西药降压，近半个月血压常在21.28～25.27/13.3～16.63kPa（160～190/100～125mmHg），尿蛋白阴性。辨证为肝肾阴虚，阳气上亢，肝阳暴张，上扰清宫。治以镇肝息风，滋阴潜阳。药用：生地黄18g，白芍11g，怀牛膝28g，生龙骨（先煎）24g，生牡蛎（先煎）24g，赭石（先煎）24g，山药28g，柏子仁11g，山茱萸11g，牡丹皮7g，泽泻7g，茯苓11g，枸杞子11g，菊花16g，三七粉（冲服）6g，丹参16g，天麻16g，钩藤16g，决明子28g。水煎，每日1剂，分2次服。服药4小时后血压为19.95/12.64kPa（150/95mmHg），自觉症状减轻，后续服30余剂，血压维持在17.29～18.62/10.64～11.97kPa（130～140/80～90mmHg），尿蛋白阴性，随访2年未出现上述诸症，长期坚持服杞菊地黄丸善其后。

【按语】原发性高血压属中医学"眩晕""头痛"等范畴。导致疾病的因素为阴虚阳亢，肝风内动，气血并走于上。《素问·至真要大论篇》说："诸风掉眩，皆属于肝。"患者肝肾阴虚，肝阳易亢，甚则肝阳化风，上扰清窍，引起头目眩晕、目胀耳鸣。如果肝阳上升太过，则脏腑之气随之上逆，血随气逆，并走于上，则见面色如醉，脑中热痛，甚则眩晕颠仆，不知人事。如阻塞经络，则可见肢体活动不灵，或半身不遂等。脉弦有力者为肝阳亢盛之征。治疗当镇摄亢阳，滋养肝肾。

第四节　高血压并发冠心病

☯丹参通冠汤（张小岗方）

【组成】丹参 16g，当归 16g，红花 6g，地龙 11g，降香 16g，生山楂 16g，生何首乌 14g，泽泻 16g。

【用法】水煎每日 1 剂，分 2 次服，早、晚各 1 次，每次 150～300ml，连服 8 周为 1 个疗程。治疗期间停服一切降压药，疗程前后观测血压、血脂等变化。

【功效】平肝息风。适用于高血压、心绞痛冠心病。

【方解】根据中医学"久病多痰瘀""治风先治血，血行风自灭"的理论，笔者采用当归、丹参、红花为主药以活血通脉；地龙、降香、生山楂为辅药以平肝息风；生何首乌、泽泻滋养肝肾；地龙、降香以加强平肝息风之功效组成降压散，治疗高血压并高脂血症患者 42 例，经 8 周的治疗后，收缩压、舒张压、血清胆固醇、三酰甘油均较前显著降低，总有效率达 92.8%，取得了较满意的临床治疗效果。

【加减】肝肾阴虚者加石决明、生牡蛎、鳖甲；高血压心脏病、冠心病心绞痛者加三七粉、葛根；头痛者加川芎、钩藤；痰热苔黄者如肝阳上亢加夏枯草、茵陈。

【按语】原发性高血压属中医学"眩晕""头痛"等证范畴，大多以肝肾不足、阴虚阳亢贯穿于病变的始终，病在心肝肾。本病的预后和转化全部与其本虚标实、阴虚阳亢、血脉瘀涩的发病因素有关。高脂血症属祖国医学"痰浊血瘀"的范畴，其机制主要是因饮食不节、过食肥甘、损伤脾胃、运化失司、痰浊内生，同时肝胆疏泄功能失调，引起脾胃运化水谷精微障碍，使痰浊不泄、留滞于血中，则血运不畅，而成痰浊瘀血。

根据现代药理学研究，证实通冠汤其组成方药，确有其治疗的理论基础。其中当归能扩张外周血管从而降压，抗动脉粥样硬化，从而降血脂。丹参可扩张周围血管，又能抑制中枢加压反应，并有抑制血小板聚集和增强纤溶作用，故而起到降低血脂，抑制动脉大分支粥样斑块的形成。降香通过作用于血管紧张素 Ⅱ 受体而起降压作用，并可降低血黏度。生山楂有扩血管、降压、降脂功效。何首乌可减少胆固醇的吸收，抑制血小板聚集，从而减少动脉粥样硬化斑块的形成和脂质的沉积。泽泻能拮抗肾上腺素引起的动脉收缩故有轻度降压作用，并可抑制肠道对胆固醇的吸收，抑制酯化胆固醇能力，从而降血脂。地龙的降压部位在脊髓以上的中枢部分，可扩张血管平滑肌，阻止肠道对脂肪的吸收，使血清胆固醇及三酰甘油的含量降低，动脉血管脂肪沉着减轻。丹参通冠汤治疗高血压并高脂血症，既符合中医辨证论治的原则，又与现代药理学研究相吻合。经临床观察，疗效显著。不失为治疗原发性高血压的一个良好方法。

半夏汤加味（关艳方）

【组成】陈皮 4.6g，法半夏、枳壳、瓜蒌、薤白各 11g，茯苓、白芍、钩藤各 24g，甘草 6g，竹茹 16g，石决明 28g。

【用法】水煎服。每日 1 剂，分 2 次服。

【功效】清热化痰，平肝息风。适用于冠心病、高血压病。

【方解】方中陈皮、瓜蒌行气化痰；枳壳温通心阳，活血止痛；薤白、茯苓、白芍疏肝理气，清热祛湿；钩藤、石决明、法半夏行气活血，疏肝解郁；竹茹、甘草益气柔肝而缓急止痛；诸药合用化瘀止痛，疏肝解郁。

【验案】柴某，女，51 岁。患有高血压史 10 多年。近日头晕加重，头痛，胸闷口苦，失眠健忘，冠心病复发，血压偏高21.3/13.3 kPa（160/100mmHg），面色红，舌质暗红、胖，苔厚白微黄，脉弦滑。诊断：高血压，证属痰热内郁，肝胆火旺。治则清热化痰，平肝息风。予以上方 10 剂，血压基本正常，后续用上方随症加减，服药 1 个月余，症状消失，血压正常。服中药期间，未同时服西药降压。

首乌降压汤（崔译英方）

【组成】龟甲 28g，何首乌 28g，肉桂 14g，制附片 7g，桂枝 14g，瓜蒌 28g，薤白 14g，丹参 28g，川芎 16g，益母草 28g，牛膝 16g，桑寄生 28g，泽泻 16g，夏枯草 28g，菊花 16g，蝉蜕 11g，决明子 16g，珍珠母（先煎）28g，木香 16g。

【用法】水煎服，每日 1 剂，分 2 次服。

【功效】活血通脉，降压除眩。适用于高血压并发冠心病。

【方解】首乌降压汤中川芎、丹参、益母草有较强的活血化瘀之力，可调整全身血脉的运行，化除瘀阻；配夏枯草、决明子、菊花、蝉蜕等清热养肝，适用于头脑眩晕顶痛；牛膝、桑寄生养血通脉，同时牛膝、泽泻可引血下行而降压；"气行则血行"、"气为血之帅"，故在活血通脉药中佐行气之木香，配珍珠母镇静安神。

首乌降压汤加何首乌、龟甲滋补肝肾之阴，益精补血，治头晕眼花、失眠、耳鸣；桂枝、肉桂、附子温肾回阳，通达四肢，推动气血运行，治肢体发凉，使失调之阴阳得以平衡；瓜蒌、薤白宽胸温阳理气，调畅胸中气机。

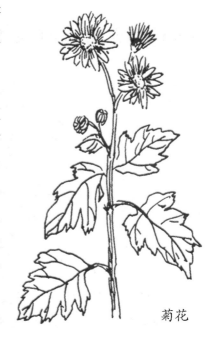

菊花

【加减】夜寐不安者可加首乌藤 28g，酸枣仁 28g；手足心热，腰膝酸软者加玄参 28g，生地黄 11g，知母 11g，黄柏 11g；肢体麻木明显者加乌梢蛇 28g，威灵仙 11g；若头痛明显者可加全蝎 6g，地龙 11g；耳鸣者加磁石（先煎）28g；痰浊偏重者加半夏 14g，白术 16g；若中气不足、清阳不升，伴有气短乏力、脱肛者，可加黄芪 28g，升麻 14g，柴胡 14g。

【验案】田某，女，68 岁。患高血压 15 多年，近 3 年感心慌、失眠、心悸。经过西医门诊诊断：①Ⅲ级高血压；②心律失常。心电图检查显示：三度房室传导阻滞，心肌劳损。近来头晕脑胀，耳鸣眼花，失眠心悸，气短自汗，胸闷气憋，夜间常被憋醒，怕寒怕冷，腰酸腿软。症见：体胖，面色晦暗，唇舌色淡，少苔，脉沉而迟。活动后脉搏 42/min，静卧时 35～38/min。血压 190/120mmHg。诊断为阴阳两虚，阳气不振，营血亏损。服药 1 个月，自觉头晕、脑胀、胸闷等症明显减轻，但夜间有时被憋醒，测血压 150～160/100mmHg，活动后心率 50/min 左右。调理 4 个月后，症状基本消失，偶有头晕、气短、胸闷发生，但表现很轻。血压 160/100mmHg，较稳定。心率 68/min 左右，心电图亦示有明显改善。

【按语】高血压发病因素很多，但以肝肾阴虚，日久阴损及阳，阴阳两虚，精亏不能生髓为主，这些病因导致髓海空虚，气血瘀滞，脉络损伤，导致眩晕。水亏不能上济于心，心肾不交，故心悸失眠；肾亏不足，则腰酸腿软；体失温煦，肾阳亏虚，则怯寒肢冷；胸阳不展，故胸闷气憋；肾藏精，开窍于耳，肾精亏虚，窍道失聪，则耳鸣；肝藏血，肝开窍于目，肝血亏虚，目失其养，则视物模糊。

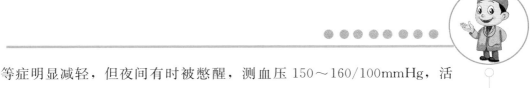

八味肾气汤（田卫国方）

【组成】山茱萸、陈皮、牡丹皮各 7g，生地黄、何首乌各 11g，茯苓、钩藤各 14g，制附片、红花、桂枝各 6g，桑寄生、丹参各 16g，泽泻、天麻、川芎各 14g。

【用法】水煎服。每日 1 剂，分 2 次服。

【验案】马某，女，66 岁，退休教师。1981 年 7 月 11 日来医院就诊。耳鸣 2 年，加重半个月，整天两耳内如蝉鸣，听力下降，须高声说话方可听见，伴有头晕、头痛，心情紧张。近日来两下肢浮肿加重，行走时有沉困疲乏感，时感发凉，同时伴有胸闷、胸痛时发时止，小便清利，大便正常。西医曾诊断为原发性高血压、脑动脉硬化、冠心病。经中西医多方治疗，除血压稍降、头痛减轻外，余症均未见缓解，专赴我院求医。查体：舌暗红，苔薄白，脉弦细。两下肢凹陷性水肿。化验：血清胆固醇 7.6mmol/L，β 脂蛋白 14.7mmol/L，三酰甘油 3.1mmol/L。心电图示：左前分支传导阻滞，电轴 −46°。心电图 aVR 导联呈 SR、R/S＞1。脑血流图提示：

流入时间延长，血管弹性尚可，供血量均低于正常。查血压 140/90mmHg。辨证：肾阴阳两虚，兼心脉瘀阻。患者年过花甲，肾气本虚，髓海不足，加之阴阳两虚，阴不涵阳，虚阳上扰，故脑转耳鸣耳聋。肾阳不足，水湿不化，温煦失司，故下肢浮肿，沉困疲乏，时而发凉，小便清利。胸阳不摄，心脉痹阻，则发胸闷、胸痛。拟于水中补火，滋肾温阳行水，稍佐平肝息风及化瘀通络。药用上方。

6月27日复诊：药后两下肢浮肿消失，沉困减轻，眩晕明显好转，头痛轻微，但耳鸣等症仍无变化，夜梦多，舌淡红，苔薄白，脉转细数，左弦，右尺略显不足。中医学认为此系肾阳渐复，水湿已去，唯肝肾阴尚虚，故变法为滋养肝肾，柔润息风，并养心化瘀。处方：山茱萸、泽泻、菊花、牡丹皮各7g，生地黄、女贞子各11g，龙齿、磁石各18g，桑寄生、茯苓各16g，天冬、麦冬各7g，川芎14g，丹参18g。水煎服，14剂。药后耳鸣减轻，听力增加，睡眠好转，下肢不肿。守6月27日方加石菖蒲7g，天麻14g。继服30剂后，耳鸣尽除，听力恢复，头已不痛，胸闷、胸痛未作，余症尽愈。血压138/80mmHg。化验：血清胆固醇3.9mmol/L，三酰甘油2.1mmol/L。心电图检查结果同前。脑血流图示：流入时间未见明显延长，血流量大致对称。随访4年未见复发。

【按语】中医学认为，肾阴阳两虚型高血压，多因肝肾阴虚日久，损阴及阳而成，或因患高血压过用苦寒攻伐之方药损伤阳气而成，或因患者年高及更年期妇女，肾阴肾阳本虚又患高血压者多见此型。由于肾阳虚弱不能安于本位，肾阴亏虚不能涵养，因而导致虚阳上浮，肾气下冷，形成上盛下虚之证。

《金匮心典》曰："八味肾气汤补阴之虚，可以生气，助阳之弱，可以化水，乃补下治下之良剂也。"正基于此，我们认为用八味肾气汤治疗肾阴阳两虚的高血压确属方药对症，征之临床，屡效不爽。

☯ 黄芪养心汤（杨景周方）

【组成】生黄芪 28g，天麻、杭菊（后下）各 14g，夏枯草 14g，蒺藜、丹参、赤芍各 16g，红花 6g，炒酸枣仁 18g，瓜蒌壳、生龙齿各 16g，生地黄 18g，决明子 16g，首乌藤 18g。

【用法】水煎服，每日 1 剂，分 2 次，早、晚各 1 次。

【功效】益气养心，活血通脉，平肝定悸。本方适用于高血压合并心绞痛冠心病、心律失常患者，辨证为阴虚阳亢夹气虚血瘀。

【方解】黄芪养心汤中天麻、菊花、夏枯草、蒺藜、生地黄滋阴护肝潜阳；丹参、赤芍、瓜蒌壳、红花活血通脉，理气活血；高血压患者常常心气不足，

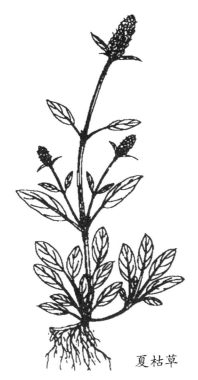

夏枯草

气为血之帅，气虚不足以推动血行，则瘀血阻络更甚，故用大剂量黄芪以益气祛瘀；以炒酸枣仁、生龙齿、首乌藤养心安神；决明子平肝降压，利肠通便。诸药共奏益气养心、活血通脉、平肝定悸之功，取得满意疗效。

【验案】宋某，女，74 岁。2003 年 12 月 15 日就诊。自诉头晕、心悸、胸痛 6 年，发作 1 周。中医检见：头晕眼胀，劳累后发作，胸闷、胸痛、健忘、上楼气喘，疲乏，睡眠不好，大便干结，舌质暗红，苔中心黄腻，脉弦细。血压 160/90mmHg。心电图示 ST－T 改变，频发室性期前收缩。西医诊断：高血压，冠心病心绞痛，心

律失常。中医症见为阴虚阳亢，心气不足，心脉瘀阻。服药 8 剂后，头晕减轻，胸闷、胸痛好转，由原来每天发作 4～5 次减至 2～3 次，仍感心悸、气促、疲乏。减夏枯草、红花，加白参 6g，麦冬 11g，葛根 18g。调服月余，血压 130/80mmHg，心电图改善，诸症缓解。

【按语】原发性高血压并发冠心病是老年人最常见的心血管疾病，多以动脉收缩压或舒张压增高（≥140/90mmHg）为特征。本病发病率高，患者多为 60 岁以上，患病率约为 30％以上，且常导致脑、心、肾等重要脏器严重并发症，严重危害老年人的生命健康。近年来，我国对高血压的诊断治疗有较大发展，西医治疗以降压为目标，已开发出多种类型的降压药物。而中医治疗是以病证结合、辨证论治方法，把调整脏腑阴阳气血失衡作为重点。从临床实践看，中药快速降压疗效虽不如西药理想，但改善症状、减少西药不良反应和对脑心肾等重要脏器的保护作用等方面，有一定优势。

第五节　高血压并发脑血管疾病

丹参防风汤（靳士华方）

【组成】黄芪 16g，龟甲 14g，川芎 14g，制何首乌 14g，地龙 11g，丹参 18g，怀牛膝 16g，豨莶草 18g，葛根 6g，郁金 14g，石菖蒲 14g，半夏 14g，菊花 16g，人工牛黄 0.4g，生山楂 18g。

【用法】水煎服，每日 1 剂，分 2 次服。5 周为 1 个疗程。

【功效】滋肾平肝，化痰醒神，益气活血。用于预防脑中风。

【方解】丹参防风汤中黄芪、龟甲为主药，有滋阴宣阳、补气活血、通行经络之效；川芎、地龙、郁金、丹参、山楂有活血通络，行血化滞的功效，增强主药活血通络之效；半夏、石菖蒲，清热化痰，醒神开窍，辅佐用药，升清降浊，痰瘀宣化，活血通络，清热解惊；葛根、菊花、人工牛黄除热生津，清肝解热，并以寒凉之性，佐君药气温之性，以防伤阴之弊。诸药配用，有补气活血，滋阴潜阳，行血通络，祛痰开窍，阴阳同调，痰瘀共治的功效。何首乌、豨莶草为佐药，补肝肾，清虚热，防止君臣之品温燥伤阴。牛膝一味，将诸

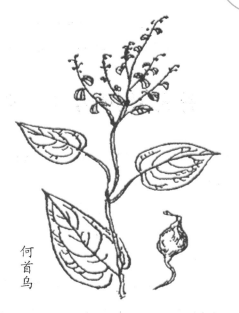

何首乌

药引入肝肾之经。诸药合用，益气兼行血，活血兼化痰，滋肾兼平肝，滋阴以潜阳。采用气血共调，阴阳并举，痰瘀同治，达到益气活血、滋肾平肝、化痰醒神的功效。

【验案】周某，男，57岁，工人。2000年12月3日就诊。患者因"高血压眩晕10余年，加重1周"来诊，患有高血压病史10余年，血压波动在190～170/125/100mmHg之间。几天前，因情绪激动，突发头痛，头晕，失眠，目眩，恶心呕吐，右侧头部及肢体麻木，血压190/125mmHg，在外院按高血压脑病，用硝普钠、尼群地平等治疗5天，疗效不佳。来诊时症见：眩晕，失眠，耳鸣，失眠多梦，舌质黯红少苔，脉弦大，垂取空无。血压180/123mmHg。证属阴虚阳亢，肝风上扰。治拟滋阴潜阳，平肝息风。药用上方，水煎，每日1剂。二诊：服药5剂后，眩晕、耳鸣减轻，血压降至160/100mmHg。继服原方10剂。三诊：诸症基本缓解，血压150/95mmHg，舌质黯红、苔薄白，脉虚弦。原方去菊花，继服10剂。四诊：除右侧肢麻外，余无所苦，血压稳定在140/90mmHg。原方

加丝瓜络 14g，白芍 18g，通经活血脉，继服 10 剂。五诊：麻木消失，血压 120/85mmHg。巩固治疗 2 个月，随访半年未复发。

☯ 补肾补阳汤（孙文山方）

【组成】当归 6g，黄芪 28g，赤芍 16g，桃仁 16g，川芎 6g，红花 6g，地龙干 16g，丹参 28g。

【用法】水煎服，每日 1 剂，每日服 2 次。每 2 周为 1 个疗程，观察 2 个疗程后判定疗效。每日测血压 1 次。治疗时停服其他降压药。

【功效】补肾助阳，活血化瘀。适用于肢麻偏瘫，或头晕头痛，或胸闷心悸，或神倦乏力，腰酸，舌胖大，舌下脉络瘀紫，舌质紫暗或瘀点，脉细涩或结代。

【方解】方中黄芪、当归、丹参行气解郁，活血止痛；赤芍、红花疏肝理气，清热祛湿；川芎、桃仁、地龙干行气活血，疏肝解郁。诸药伍用共奏疏肝解郁、行气活血、清热利湿之功效，用于治疗高血压之冠心病、心律失常等疗效显著。

【加减】心悸加琥珀、龙齿；肢麻偏瘫者加全蝎、蜈蚣；腰酸者加枸杞子、牛膝、山茱萸；神倦乏力，气虚甚者可重用黄芪至 60g，加党参、白术；胸闷者加瓜蒌、薤白、郁金。

【验案】宋某，男，58 岁，教师，已婚。1994 年 11 月 17 日来医院就诊。患者头晕头痛反复十多年，加剧月余，伴胸闷心悸，神疲气短，全身无力肢麻及双下肢浮肿，唇舌紫暗，脉弦结代。来院检查：血压 180/105mmHg，心电图示左心室高电压，频发室性期前收缩。患者高血压病史十多年，心律失常 3 年，有高血压家族史，曾在某医院心血管专科诊为高血压Ⅱ期，冠心病伴心律失常，来诊前 1 个月一直服用卡托普利、硝苯地平、慢心律等药，症状无明显减轻。

一诊：黄芪 28g，当归 6g，红花 6g，川芎 6g，桃仁 16g，地龙 16g，全蝎 4g，丹参 28g，赤芍 16g，瓜蒌 28g，薤白 14g，郁金 14g，泽兰 14g，车前草 16g，2 剂。

二诊：诉头晕头痛、胸闷显著改善，双下肢浮肿消退，唯偶有心悸、肢麻，测血压 150/95mmHg，前方去泽兰、车前草，加桂枝 6g，再服 2 剂后，自诉症状基本消除，舌紫暗及舌下脉络瘀紫均有改善，脉弦缓，血压 120/90mmHg，复查心电图未见室性期前收缩，继服 10 剂后改用六味地黄丸巩固，随访半年，未有反复，血压稳定在 110/85mmHg。

【按语】本治疗方主要用于辨证属气虚血瘀型高血压的治疗，我们在临床运用中发现其降压效果多缓和且稳定，极少出现反复，深受医患双方喜爱。对降低舒张压作用尤为突出，能有效缓解头晕头痛症状，显著改善气虚之神倦乏力及舌紫暗等瘀血现象。但对气虚血瘀型高血压Ⅲ期疗效不肯定。

☯ 补气健脑汤（于秀兰方）

【组成】葛根 18g，黄芪 30～60g，桑寄生 26g，丹参 28g，生山楂 16g，川芎 14g。

【用法】将药浸泡 30min 左右，煎 2 次，取汁约 200ml，每日 1 剂，分 2～3 次温服。

【功效】益心健脑，补气活血。适用于气虚血瘀之冠心病、高血压、脑血栓形成、脑栓塞、脑动脉硬化以及心律失常、高脂血症等心脑血管疾病。

【方解】补气健脑汤中以补气活血为治疗原则。在补气药中，黄芪补心养肺之气，葛根升脾和胃之气，桑寄生升益肾气；在活血药中，丹参活心养血，生山楂消中积，川芎行肝血。诸药合伍，益诸脏之气，活一身之血，使气旺血活，心脉得通，脑以得养，从而达到益心健脾之功能。据现代药理研究，以上诸药均有不同程度的扩张心脑血管，增加血流量，降血脂，降血压以及抗心律失常等功能。

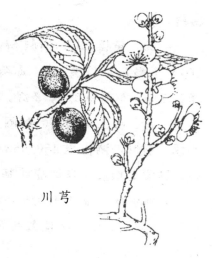

川芎

【加减】主要是根据病证的变化和兼证的多少而进行相应的加减。体倦，神疲，气短等气虚证明显者，加党参 28g，五味子 6g；血瘀气滞疼痛明显者，加香附 11g，延胡索 7g；失眠多梦者炒酸枣仁 16g，首乌藤 28g。如出现畏寒肢冷，加桂枝 6g，炮附子 7g；出现口干，舌红苔少，大便干结等阴虚证，加麦冬 11g，生何首乌 16g；本方在用量上可根据病情适当调整。

【按语】高血压并发心脑血管疾病的致病原理较为复杂，但患者多为中老年人，现在有年轻化的趋势。其发病因素主要为"气虚血瘀"。本方以益气活血为宗旨，方中黄芪、葛根、桑寄生益气为主；丹参、生山楂、川芎活血为辅，取其"气不虚不阻，血得气而不滞"之意。我们人体是一个气血相依，脏腑相关的有机整体，心脑血管气虚血瘀之病变会影响整体功能，也是整体病变在局部的反映。因此，本方在益气活血的宗旨下，即着眼于整体功能，又考虑到局部病变，力求达到整体与局部统筹兼顾的治疗目的。

通便降压汤（徐仁方）

【组成】芦荟 11g，决明子 28g，当归 11g，龙胆 11g，炒莱菔子

28g，生地黄 11g，山茱萸 11g，
甘草 14g。

【用法】水煎服，每日1剂。
分2次服，早、晚各1次。

【功效】降压，泄腑，通便。

【方解】中医学认为"肝肾
同源"，如果肝火太盛，下劫肾
阴，可致肾阴不足，反之，肾
阴不足亦又引起肝阴不足，阴
不制阳，从而导致肝阳上延、
阳亢化火，因此，用生地黄、
山茱萸滋阴养肾。

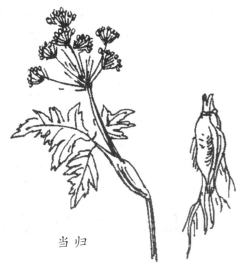

当归

山茱萸滋阴养肾。通过临床观察表明便秘也是诱发因素之一。因为
用力排便耗气伤阴，肾阴愈虚，肝阳愈亢，肝火愈盛，从而导致或
加重眩晕。现代医学证明，用力排便可使交感神经兴奋、血压升高。
因此，必须在滋阴泄肝的基础上用决明子、芦荟、当归、莱菔子以
通腑泄肝。通腑法属于中医学下法的范畴，体现了以"气血流通为
贵"的《黄帝内经》思想。现代医学研究证明，通腑法可扩张血管、
改善微循环，从而达到降压之目的。

【加减】眩晕重、手足震颤、筋惕肉跳者加龙骨28g，牡蛎28g；
大便秘结者加炒大黄11g。

【验案】患者，男，71岁。2001年12月8日来医院门诊。21年
前因情志刺激导致头晕，经诊断确诊为原发性高血压，间断口服卡
托普利、复方降压片等药，血压波动在 210～190/115～95mmHg 之
间，患者有脑梗死病史4年，多发性梗死性痴呆病史2年。症见：
头眩晕且胀，每困烦劳或恼怒加剧，面时潮红，急躁易怒，失眠多
梦，大便秘结，舌质红，苔黄，脉弦，测血压为 195/120mmHg，遂
用通腑滋阴泄肝法治疗，水煎服，每日1剂，分早、晚2次服，3剂

后血压降至 150/95mmHg，又服 6 剂症状完全消失，血压降至正常，再给予 3 剂巩固疗效。1 年后随访，未见复发。

【按语】中老年高血压属于中医学"眩晕""头痛"范畴，多为劳累过度、情绪波动、高盐饮食等为诱发因素，发病原因主要责之于"风、火、痰、虚"，其病位主要在肝、肾、脾，可概括为肝的阴阳失衡、肾的阴阳弱虚、脾胃升降失司等三个方面。以上病例中医辨证为肝火上炎，故用本方以清肝泻火、降压止晕。

☯ 活血化瘀汤（赵喜连方）

【组成】大黄（后下）14g，水牛角（先煎）、生龙骨、生牡蛎（先煎）28g，枳实、川厚朴各 7g，三七粉（冲服）6g，牡丹皮、赤芍各 11g。

【用法】水煎取汁，分次口服或鼻饲。每日 1 剂，同时采用西药常规降颅压、维持水电解质平衡、抗感染治疗。

【功效】通腑活血化瘀。适用于急性高血压脑出血，证属热盛血瘀。

【方解】方中大黄、水牛角、生牡蛎、生龙骨清热泻火，养心通络；川厚朴、赤芍益气回阳；三七、牡丹皮清热化瘀；枳实健脾益气。诸药合用扶正祛邪，养心通络。

【加减】体温超过 38℃加羚羊角（代，冲服）4g，减水牛角；烦躁加栀子、黄芩各 7g；呕吐者加赭石（先煎）28g，半夏 11g；头痛剧烈加川芎、牛膝、钩藤各 11g；嗜睡、昏迷者加石菖蒲 11g，远志 7g。

【按语】原发性高血压脑出血多由阳亢风动，病损于脑，导致气血逆乱，血溢脉外，"离经之血瘀于脑府"而致，其病机为热盛血瘀。证属实证、热证者居多。"胃足阳明之脉，起于鼻之交安页中……循发际，至额颅”，胃腑与脑相通，故立通腑活血化瘀之法，通过通腑泻下以清除脑中瘀热，使亢盛之阳得以下行，上病下取，釜底抽薪，邪有出路，从而达到止血的目的；通过活血化瘀则使脑中瘀血去，血得以归经，止血而不留瘀，从而达到经脉气血通畅、化瘀醒脑、促进肢体功能恢复的目的。需要说明的是虚象显著、阳气欲脱者则不适用于本法。

☯ 清热化痰汤（郭中元方）

【组成】玄参、北沙参、桑寄生、丹参、赤芍、生葛根、地龙、郁金各 16g，玉竹 28g，桃仁、红花、胆南星、虎杖各 7g，绞股蓝 28g。

【用法】每日 1 剂，水煎服，早、晚 2 次分服，疗程 6 周。同时应用西药：脑活素 20ml 加入生理盐水 250ml，每天 1 次，缓慢静脉滴注，连续使用 2 周；然后改用尼可林 0.26g，每天 1

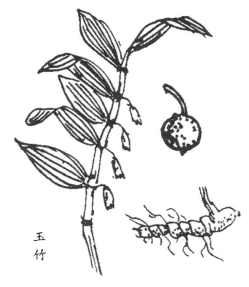

玉竹

次，肌内注射，连续使用 4 周。另用施慧达 2.5～5mg，早上顿服。对症状性癫痫、糖尿病、心律失常常规使用格列齐特、二甲双胍、黄杨宁及普罗帕酮等。

【功效】活血化痰，养阴清热。适用于高血压性脑出血（恢复期），证属阴虚痰瘀。

【方解】清热化痰汤方中玉竹、玄参、北沙参、桑寄生生津养阴；桃仁、红花、丹参、赤芍活血祛瘀；虎杖、郁金清热养心；胆南星、绞股蓝清热化痰；地龙通利经脉且活血；葛根散郁火。诸药同用，共奏养心清热、活血化痰之效。现代研究证明：脑出血后的各个病期均有不同程度的血瘀征象，为脑出血不同病期使用活血化瘀法治疗提供了依据。脑出血恢复期，患者存在明显氧自由基病理性反应及血液流变学异常，治疗结果提示，本方有抗氧自由基损伤及改善血液流变学的作用。

【按语】中老年原发性高血压性脑出血急性期常表现为肝阳上亢、血瘀，然至脑出血的恢复期尤其在恢复早期阶段多为瘀热伤阴、痰瘀未清，故治则补阴活血化痰为主。

☯ 补气活血汤（于文敏方）

【组成】淫羊藿、枸杞子、川芎、赤芍各 10g，当归、地龙、山楂、桃仁、红花、黄芪、黄柏各 15g。

【用法】水煎服，每日 1 剂，水煎取汁并浓缩至 70ml，每毫升含生药 2g，早、晚各服 35ml。

【功效】补肾益气，通经活络，活血化瘀。适用于高血压相关性中风（恢复期），证属肾气虚血液瘀滞。

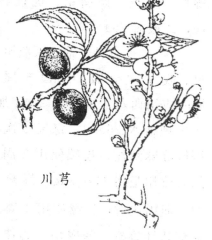

川芎

【方解】方中黄芪大补元气，淫羊藿"少火"壮气、温肾阳助血行，枸杞子补肾壮骨、滋补肝肾以阴中求阳（气）。以上三药合用补益元气，以达到治高血压肾气虚证之根本。赤芍、当归、山楂、桃仁、红花活血化瘀；黄柏苦能坚阴并有防止淫羊藿性温之偏性；川芎辛香善升而能上行巅顶，地龙性寒下行而善走窜、通经络，两药有引导诸药直达病所的作用。全方

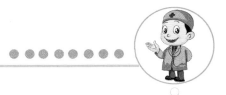

补肾益气，活血化瘀，通经活络，标本兼治。

【按语】中医名著《素问·上古天真论篇》记叙，女性38岁、男性40岁之后，随着年龄的不断增长，肾中元气由盛转衰，健康人也会出现"生理性肾虚证"。患者大多年龄在53岁以上，原有高血压，在此基础上又得中风顽疾，生理性肾虚与病理性肾虚挟杂。"元气既虚，必不能达于血管，血管无气，必停留而瘀"（王清任），终致肾气虚血液瘀滞之证。

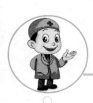

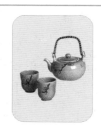

第四章
继发性高血压

高血压传承老药方

第一节　肾性高血压

黄芪补血汤（谢文英方）

【组成】当归 11g，黄芪 60g。

【用法】水煎服，每日 1 剂，每日 2 次，早、晚各 1 次。8 周为 1 个疗程。

【功效】活血化瘀，益气养血。适用于肾性高血压，证属气血亏虚、血液瘀滞。

【方解】中医药理研究发现：黄芪具有扩张血管、改善大血管循环、微循环及抗缺血缺氧等作用，能使内皮细胞受损功能得到康复，减少内皮素释放。

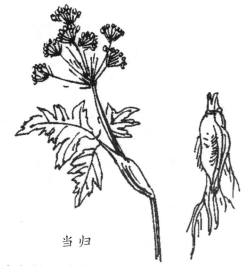

当归

当归性温味甘，入经，能扩张血管，降低外周阻力，增加器官血流量，抑制血栓素 A_2 生成，增加前列环

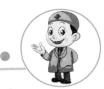

素及细胞表面电荷，降低血液黏稠度，改善微循环；亦能降低血脂，抑制脂质沉积于血管壁，拮抗自由基对组织的损害，从而使内皮细胞功能得以改善，使内皮素合成与释放减少。黄芪与当归相伍，使肾性高血压患者血浆内皮素含量降低、血压下降，并借其益气养血功能，使血红蛋白有一定的升高，从而获得较好疗效。

【验案】秦某，男，48 岁。有慢性肾小球肾炎病史 12 余年，在多家医院诊治，经激素、护肾治疗只能控制症状，近日出现头晕，耳鸣，水肿加重，遂于 2001 年 8 月 21 日来就诊。症见头晕，腰膝酸软，脚酸腿麻，耳鸣，口苦口干，全身无力，双下肢凹陷性水肿，舌暗红，苔黄腻，脉弦滑。尿液分析：蛋白（＋＋）。肾检测：尿素氮 12mmol/L，肌酐 235mmol/L，尿酸 456mmol/L。查血压 160/100mmHg。诊断为眩晕，证属气血亏虚，瘀血内结。西医诊断为肾性高血压。治疗用益气养血，活血化瘀，药用上方，服 15 剂后，症状减轻，水肿基本消失，仍烦躁失眠。上方加莲子心 16g。服 15 剂后三诊，症状基本消失。尿液分析：蛋白（＋）。肾功能：尿素氮 10mmol/L，肌酐 128mmol/L，尿酸 324mmol/L。查血压 145/90mmHg。上方做丸药巩固治疗，半年后随访，症状未再复发，查血压 140/90mmHg 左右，肾功能及尿液分析基本正常。

【按语】原发性肾性高血压患者多处于肾衰竭阶段，导致肾小球纤维化、肾小动脉血管硬化、内膜增厚、肾组织缺血缺氧以及尿毒症毒素的存在，均可造成内皮细胞（VEC）损伤，增加内皮素释放；而内皮素释放增多会使肾血管进一步收缩，肾血流减少，从而加重原有的肾脏损害。在透析过程中，血浆内皮素不能从透析液中滤出。上述病变当属中医学"气虚血瘀""血虚血瘀"范畴，治则益气养血、活血化瘀。黄芪补血汤重用黄芪益气以活血，配当归活血、血，药简而力专。

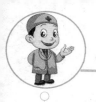

☯ 平肝化瘀汤（易君山方）

【组成】天麻、钩藤、蔓荆子、当归、半夏、白术、夏枯草、川芎、怀牛膝、车前子各 11g。

【用法】水煎取汁 500ml，每日 1 剂，分 2 次于早、晚服。

【功效】化瘀通络，平肝息风。适用于肾性高血压，证属肝阳上亢、气滞血瘀、痰湿郁阻。

【加减】痰湿郁阻者加茯苓、薏苡仁、泽泻；气滞血瘀者加丹参、桃仁、红花；肝肾阴虚者加枸杞子、女贞子、墨旱莲；肝阳上亢者加生牡蛎、杭菊花、决明子；气血亏虚者加太子参、炙黄芪、生地黄、熟地黄、赤芍、白芍。

【验案】何某，女，62 岁。2000 年 8 月 21 日就诊。患有间歇性头痛、头晕 8 年，伴胸闷 2 年，加重 7 天。8 年前查体发现高血压，血压 165/100mmHg，8 年来间断服用复方罗布麻片、脑立清片及部分西药，血压一般维持在 145～150/95～100mmHg。2 年前感头晕、头痛、健忘症状加重，伴心悸、胸闷、失眠、恶心、两下肢足踝部浮肿。7 天前因劳累上述症状更进一步加重。症见舌质紫暗，苔薄白腻，脉弦滑，眼睑浮肿。诊时血压 170/110mmHg。辨证为脉络瘀阻，痰湿困脾。西医诊断为肾性高血压。治当平肝祛瘀，化痰利湿。药用上方，每日 1 剂，水煎服。服药 6 剂，血压降至 145/95mmHg，〔症〕缓解，仅心悸、失眠不减。二诊用上方加酸枣仁 28g，茯苓〔□□〕10 剂，诸症显著改善，改用杞菊地黄口服液巩固。

〔□□〕性肾性高血压如果单纯地运用治疗原发性高血压的〔□□□□□〕。中医学认为肾性高血压的病机主要为〔□□□□〕郁阻，气滞血瘀，属本虚标实、虚实夹〔□□□□〕标本同治，法宜平肝养血、化瘀通络，

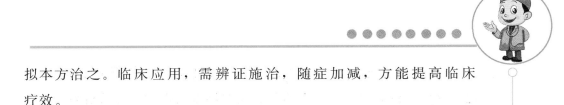

拟本方治之。临床应用，需辨证施治，随症加减，方能提高临床疗效。

生地降压汤（李守贤方）

【组成】玄参11g，生地黄18g，生牡蛎（先煎）26g，菊花、牛膝各14g。

【用法】水煎服，每日1剂，分2次服。早、晚服。

【功效】平肝潜阳，滋肾养肝。适用于肾性高血压，证属肝肾阴虚、肝阳上亢。

【方解】生地降压汤中，生地黄、玄参滋阴补肾，为治主药；菊花平肝镇风，善清头面之风，为治头痛、头晕之要药；生牡蛎性咸寒，益阴宣阳；牛膝补养肝肾，功善引血下行，

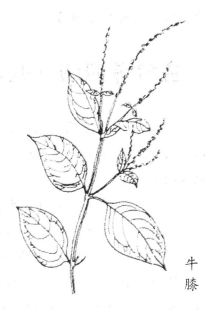

牛膝

潜降浮越之意。诸药合力，共奏滋肾养肝、平肝潜阳之功。在本方运用中要灵活辨证，分为肝肾阴虚、阴虚阳亢、气阴两虚、阴阳两虚及脾肾阳虚5个证型，随症加减用药。故疗效显著。

【加减】阴阳两虚型加淫羊藿11g，仙茅11g，生龙骨（先煎）16g，钩藤16g，女贞子11g；脾肾阳虚型加淫羊藿11g，补骨脂14g，杜仲11g，制附片6g，肉桂2g，猪苓18g；肝肾阴虚加枸杞子11g，熟地黄16g，山茱萸18g，牡丹皮11g，桑椹14g；阴虚阳亢型加生龙骨（先煎）26g，钩藤16g，桑寄生16g，龟甲（先煎）16g，白芍11g；气阴两虚型加生黄芪28g，党参14g，怀山药14g，麦冬11g，五味子6g。

第四章 继发性高血压

【按语】在我国中医里没有肾性高血压病名。根据它的临床表现，分析其致病因素为：素体阴虚或湿热蕴结伤阴，导致肝肾阴虚，肝阳上亢；后期则明损及阳，而致阴阳两虚，阳不化气，水湿内停而形成水肿；甚则湿浊上泛，肝风内动，而成危候。故应治以滋水涵木，平肝潜阳。然后视其证候兼以化湿降浊，或温阳健脾，或利水消肿，或化痰息风等。

☯ 益气养阴汤（赵永胜方）

【组成】生黄芪 15～28g，防己 15～28g，熟地黄 11g，怀山药 11g，山茱萸 14g，泽泻 11g，白茯苓 16g，牡丹皮 11g，丹参 16g，鬼箭羽 16g。

【用法】每日 1 剂，水煎服，分 2 次分服，早、晚各 1 次。

【功效】化瘀利湿，益气养阴。适用于肾实质性高血压。

【方解】方中生黄芪、熟地黄、丹参益气养阴、活血止痛；怀山药、防己疏肝理气、清热祛湿；山茱萸、泽泻、白茯苓行气活血，疏肝解郁；牡丹皮、鬼箭羽清热泻火，其疏肝解郁之功更显著。诸药伍用共奏益气养阴、行气活血、清热利湿之功效。

【加减】若脾肾虚水肿甚者，加炒白术 11g，川牛膝 16g，车前子（包煎）15～28g，天仙藤 16g 以加强健脾利水和降压之功；有虚火旺，小溲涩痛者加知母 11g，黄柏 11g 以滋阴降火；肝阳上亢，头晕痛剧者，加生石决明（先煎）28g，珍珠母（先煎）28g；凡肾气不足，下焦阳虚形寒肢冷者加熟附子（先煎）9～16g，肉桂（后下）3～6g 以温补肾阳。

【验案】孙某，女，45 岁。2001 年 9 月 2 日初诊。症见头晕耳鸣，两目干涩，失眠健忘，心烦易怒，眼睑也然，梦多盗汗，下肢浮肿，心悸乏力，腰酸腿困，口干不欲饮，舌红少苔，脉细数。月

高血压传承老药方

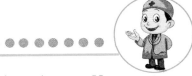

经周期紊乱，2个月一至或经期延长而量多。血压180/100mmHg。曾服降压片，血压下降，但症状不减轻，而一旦停药，血压又回升。此属肾阴不足，虚火上升。西医诊断为：肾性高血压。治则益气养阴。上药水煎服，10剂。9月12日复诊：药后诸症得减，腰困肢麻已除，血压下降至150/90mmHg，心悸失眠依然。续服10剂而愈。半年后随访，血压一直稳定在120/80mmHg，诸症消失。

【按语】益气养阴汤是赵永胜主任医师多年来治疗肾实质性高血压、眩晕、水肿的经验效方。

济生肾气汤加味（李仕顺方）

【组成】肉桂16g，附片28g，熟地黄16g，山药16g，山茱萸16g，牡丹皮16g，泽泻16g，茯苓16g，车前子28g，怀牛膝16g，巴戟天16g，淫羊藿16g，龙骨16g，牡蛎16g，丹参28g。

【用法】附片用开水先煎3h，后入诸药再煎30min，每日1剂，每日3服。服药期间禁服西药。

【功效】活血降压，温阳利水。适用于脾肾阳虚型高血压病。

【方解】中医学认为本病病机为脾肾阳虚，虚火上逆。本方中加入龙骨、牡蛎潜阳镇逆，摄纳虚浮之阳，可以改善头晕、头痛、无力、心悸、多梦、失眠之临床症状；加入巴戟天、淫羊藿，可助附子、肉桂、熟地黄、山茱萸温肾降压。诸药合力，共奏温阳利水，活血祛瘀之功。

温补肾气丸（乔科梅方）

【组成】山茱萸118g，干地黄238g，山药118g，泽泻90g，茯苓90g，牡丹皮90g，炮附子28g，桂枝28g。

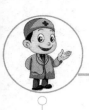

【用法】水煎服，每日1剂，每日2次。

【功效】温阳补肾，兼补肝肾之阴。适用于肾性高血压或阴阳两虚肾阳不足之证。症见腰膝酸软，身寒肢冷而半身以下尤甚，少腹拘急，小便不利，或小便失禁，夜尿频频，舌质淡，体胖，苔白不燥，脉虚弱，尺部沉微。

【方解】温补肾气丸方中补阴与补阳两药并用，即《景岳全书》曰"善补阳者，必于阴中求阳，则阳得阴助，而生化无穷"的意思。中医学实验研究表明，本丸剂有促进肾功能恢复的作用，对肾性高血压有降低血压的效能，并随剂量增加作用增强，还可使尿量增加，促进钠、氯的排泄。

【按语】本方是著名方剂，适用于肾阳不足证。以干地黄甘温滋阴补肾为主；辅以山药补肝健脾，以充精血，再配少量的附子、桂枝补肾助阳，意在微微生火，以升扬肾气，取"少火生气"之意，故方名"肾气"丸；佐以泽泻通调水道，茯苓健脾渗湿，牡丹皮清泄肝火，三药合用、协调肾、肝、脾三脏，与他药相伍，意在补中寓泻，以使补而不腻。综观全方，阴阳相伍。相辅相成，补中有泻，寓泻于补，共奏温补肾阳之效。

☯ 补气镇肝降压汤（余晓龙方）

【组成】紫丹参、夏枯草各16g，黄芪38g，赭石28g，龙胆、钩藤、天麻、石决明、远志、白茯苓各7g，怀牛膝、杭白芍、枸杞子、山茱萸各11g，生龙牡18g，柏子仁6g。

【用法】水煎服，每日1剂，每剂药煎3次，每次200～250ml，每日服3次，连服4周为1个疗程。

【功效】适用于高血压。症见头晕目眩，手足麻木。

【方解】方中紫丹参、黄芪泻火养阴，养心通络；怀牛膝、杭白芍益气回阳；夏枯草、柏子仁、石决明清热化瘀；赭石、远志、天麻行气清热；山茱萸、枸杞子、白茯苓、钩藤健脾益气，滋肾养阴；生龙牡、龙胆活血化瘀。诸药合用扶正祛邪，养心通络。

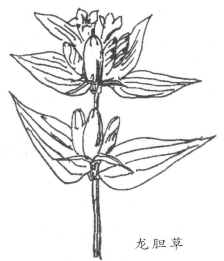

龙胆草

【加减】头面四肢浮肿者加猪苓、泽泻、车前子；血瘀者加郁金、赤芍；湿邪阻滞中焦，痰涎壅盛者加白术、半夏、橘红，去杭白芍、枸杞子、赭石、石决明；神情病呆，语言涩者加石菖蒲、川地龙；手足麻木，活动不灵者加蜈蚣、全蝎、丝瓜络；如血压上下波动不稳，可加南五加皮、北五味子。头痛眩晕较甚，血压升高，收缩压在 26.7kPa（200mmHg）以上，舒张压在 19kPa（143mmHg）以上者加石膏 15～28g，蔓荆子 7g；若大便秘结者加枳壳、瓜蒌；腰酸腿软者加续断、女贞子、桑椹；心慌心悸，烦躁不寐者加酸枣仁、首乌藤、珍珠母、龙眼肉；阴虚内热盛者去黄芪，加玄参、生地黄、熟地黄、牡丹皮。

【验案】钱某，女，67 岁，工人。1992 年 11 月 2 日来医院就诊。患有高血压已 21 年之久，长期服西药间断治疗，疗效不佳，经常波动在 24～28/16.0kPa（180～210/120mmHg）。症见头目眩晕、胀痛，面赤唇红，气短乏力，眼睑微肿，心悸怔忡，虚烦不寐，口苦口干，语言迟钝，手足麻木，右侧欠灵，步履蹒跚。舌红苔腻，边有齿痕、瘀斑，脉弦无力。测血压 26.7/21.3kPa（200/160mmHg），治以益气活血，镇肝息风，兼养心宁神。用上方加酸枣仁、首乌藤、珍珠母各 16g，赤芍 14g，石膏 16g，4 剂，水煎服。1992 年 11 月 10 日二诊，上药服尽，血压 24/18.6kPa（180/

140mmHg)，诸症均减，患者精神好转，唯舌、脉同前。继用原方增减又服 4 剂，血压在 20/13kPa。为巩固疗效，嘱用原方再取 3 剂，共碾细末，炼蜜为丸，如梧桐子大，每日 2 次，每次 2～4 丸，坚持治疗。后经 1 年随访再未复发，能够参加农活，体健如常。

☯ 清热解毒汤（郑巨校方）

【组成】防己、当归、赤芍、茯苓、白术、泽泻、黄芩各 16g，生黄芪、益母草各 15～28g，川芎 14g，车前草 28g。

【用法】水煎取汁，每日 1 剂，分 2 次服。5 周为 1 个疗程。一般连服 2 个疗程。

【功效】利水祛湿，清热燥湿，益气活血。适用于肾性高血压，证属气虚血瘀、水湿内停。

【方解】高血压并发慢性肾炎临床以气虚血瘀水停为主要表现。治则防己黄芪汤合当归芍药散。方中生黄芪、茯苓、白术补脾益气，其中生黄芪、茯苓兼能利水，白术兼能燥湿；防己、泽泻、车

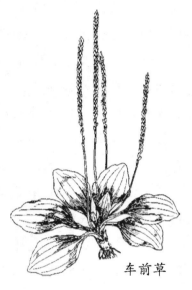

车前草

前草利尿利湿；益母草、当归、赤芍、川芎活血祛瘀，黄芩清热燥湿。诸药合用，共奏益气活血、利水祛湿、清热解毒之效。

【加减】下焦阳虚而形寒肢冷者，加桂枝、淫羊藿；肾功能不全者，加赭石、鸡血藤、焦大黄、生地榆；呕吐重者，加旋覆花、紫苏梗、陈皮、竹茹、赭石；水肿严重者，加制商陆 6～14g；手足抽搐，虚风内动者，加杭白芍、煅龙牡；面上升火、阴虚火旺者，加黄柏、知母；下焦湿热而尿频急涩痛者，加萹蓄、瞿麦、蒲公英、

败酱草；咽喉肿痛者，加金银花、连翘、蒲公英、射干、玄参。

益气地黄汤（黄晨七方）

【组成】白茯苓、丹参、熟地黄各 16g，防己、生黄芪各 26g，怀山药、泽泻、牡丹皮各 11g，山茱萸 14g。

【用法】水煎取汁，每日 1 剂，2 次分服。5 周为 1 个疗程。同时服用西药：依那普利 12.5mg，每日 3 次，口服；氢氯噻嗪 25mg，每日 3 次，口服；硝苯地平 10mg，每日 3 次，口服。

【功效】化瘀利湿，益气养阴。适用于肾性高血压，证属气阴两虚、湿聚血瘀。

【方解】益气地黄汤中，黄芪益气补肾、利水消肿，防己祛风行气，两者相得益彰；熟地黄滋肾填精，山茱萸敛阴平肝，怀山药补气补脾，泽泻泄肾利水，牡丹皮泻肝祛火，茯苓渗脾利湿，"三补"与"三泻"相反相成，共奏补阴利水之效；加丹参以加强化瘀通络利水之功。药理研究证实，方中绝大部分药物能直接和（或）反射性舒张血管，有显著的降压作用和利尿作用。临床观察，疗效显著。

【加减】脾肾阳虚，水肿甚者，加炒白术 11g，川牛膝、天仙藤各 16g，车前子（包煎）26g；阴虚火旺，小溲涩痛者，加知母、黄柏各 11g；肝阳偏亢，头晕痛剧者，加生石决明、珍珠母各（先煎）28g；肾气不足，下焦阳虚，形寒肢冷者，加制附子（先煎）11g，肉桂（后下）6g。

【按语】肾性高血压的发病因素与原发性高血压有所不同。该病相同之处临床表现大都有不同程度的水肿和眩晕等症，应属中医学的"水肿""眩晕"等病范畴。中医学认为其病机特点为本虚标实。本虚主要为脾肾气虚和肝肾阴虚，标实是水湿、湿热、血瘀、肝风等。因此，临床根据其气阴两虚、湿聚血瘀的病机，采用益气养阴、化瘀利湿治法，以益气利水之防己黄芪汤和滋补肝肾之六味地黄汤方加减组成防芪地黄汤，随症加减治疗。

第二节　妊娠高血压

疏肝解郁丸加味（崔恒军方）

【组成】枳实 11g，柴胡 11g，白芍 11g，桂枝 11g，茯苓 11g，桃仁 11g，牡丹皮 11g，炙甘草 11g。

【用法】水煎服，每日 1 剂，分 3 次温服。6 剂为 1 个疗程，需要用药 4～6 个疗程。

【功效】疏肝解郁，活血化瘀。适用于妊娠高血压。

【方解】方中柴胡清肝理气。枳实降泄浊气。桂枝通络散瘀。桃仁、牡丹皮，活血祛瘀。茯苓渗利浊逆。白芍柔肝缓急，兼防化瘀药伤血。炙甘草益气和中，并调和诸药。

【加减】若手足颤动者，加全蝎、僵蚕，以息风止痉；若瘀甚者，加三棱、莪术，以活血化瘀；若水肿者，加泽泻、白术，以健脾利水消肿等；若头痛者，加川芎、葛根，以理血通阳止痛；若头晕目眩者，加钩藤、菊花，以疏利头目。

【验案】梁某，女，31 岁。妊娠 5 个月，血压 145/110mmHg（在妊娠前无高血压病史），下肢轻度水肿，服用中西药，未能达到预期治疗效果，近因头晕目眩加重前来诊治。症见：妊娠头晕目眩，头涨，头痛如针刺，因家事不顺加重，下肢轻度水肿，舌质暗红瘀紫，苔薄黄，脉沉涩。辨为肝郁血瘀证，治当疏肝解郁，活血化瘀，用四逆散与桂枝茯苓丸合方加味，柴胡 11g，枳实 11g，白芍 11g，桂枝 11g，茯苓 11g，桃仁 11g，牡丹皮 11g，川芎 11g，葛根 24g，钩藤 24g，泽泻 28g，炙甘草 11g。6 剂，水煎服，每天 1 剂，每日 3 服。二诊：头晕目眩减轻，以前方 6 剂。三诊：头胀解除，以前方 6 剂。四诊：血压 130/95mmHg，以前方 6 剂。五诊：头痛止，以前方 6 剂。六诊：血压 125/85mmHg，诸证基本解除，以前方 6 剂。随访 2 个月，一切正常。

【按语】中医学根据血压因情绪异常加重辨为肝郁之证，再根据舌质暗红瘀紫、脉沉涩辨为瘀血，因苔薄黄辨为夹热，以此辨为肝郁血瘀之证。以本方疏肝解郁，调理气机；以桂枝茯苓丸活血化瘀，加川芎理血行气，葛根清热升阳止痛，钩藤清热降逆止眩，泽泻渗利湿浊。诸药相互为用，以奏其效。

☯ 天冬降压汤（关俊芳方）

【组成】麦冬 7g，天冬 7g，贝母 7g，胆南星 4g，陈皮 4g，远志 4g，石菖蒲 4g，连翘 4g，茯苓 4g，茯神 4g，钩藤 6g，丹参 6g，朱砂 1g，生铁落 50g。

【用法】水煎服，每日 1 剂，分 3 次温服。6 剂为 1 个疗程，需要用药 3～5 个疗程。

【功效】镇心开窍，清热豁痰。适用于妊娠高血压。

【方解】降压汤中天冬、麦冬，养心清热益肝；贝母、胆南星，清热化痰；陈皮理气养胃；远志、石菖蒲，开窍化痰；连翘清热解毒；茯苓、茯神，健脾养胃，养心安神；钩藤息风止痉；丹参清热活血安神；朱砂、生铁落，清热重镇安神。

【加减】若大便干结者，加大黄、芒硝，以泻热通便；若热甚者，加黄连、栀子，以清热泻火；若烦躁者，加琥珀、酸枣仁，以养心重镇安神。

【验案】金某，女，35 岁。1984 年 10 月 19 日，来医院就诊：患者妊娠 6 个月余，经常头昏，胸闷，寐差神疲，纳呆呕恶，下肢微肿，腿脚无力。昨日突发昏仆，四肢抽搐，两目上视，口角流涎，少时苏醒，移时又作。现除时发抽搐外，尚有头晕胸闷，四肢乏力，口苦口干，大便畅，眠差多梦，溲频急，舌体胖大，耳鸣如蝉，苔薄白，左脉弦而滑，右脉沉细小数，咳嗽痰多而黏。下腹 B

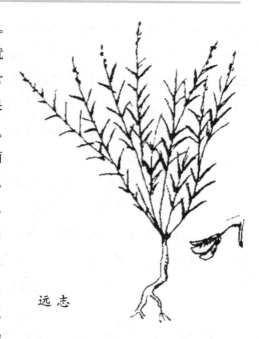

远志

超示：羊水过多，液面 4～5.6cm，血压 150～170/90～100mmHg。素有心悸、泛发风疹史，叠治无效。四诊合参，诊为脾虚湿盛，气阴两虚、重身后阴血亏虚更甚，肾阴亏则水不济炎，心火独旺血虚则肝失血濡，肝阳易升，风火相煽，炼液为痰，风挟痰火上蒙清窍，故突发昏仆，四肢抽搐，两目上窜，牙关紧闭；头晕眠差，耳鸣如蝉乃肾精亏虚之明证；神疲乏力，纳呆食少，舌胖大，苔薄白乃心脾气虚之实据；下肢微肿，口角流涎，痰多而黏，此痰湿内盛无疑。纵观本案，风火痰浊为其标，心脾肾亏为其本。本着"急则治其标，缓则治其本"的原则，应以息风降火祛痰，开窍醒神止痉为当务之急。药进上方并加瓜蒌皮、竹沥、杏仁化痰宽中，润肠通便。三诊时患者欣然告曰"昏仆一直未作"，唯头晕、胸闷依然，并觉口鼻干燥，周身乏力，口苦泛酸，咽膈不利，夜寐欠安，心悸，大便已畅，而溲短赤，脉细滑数，舌红苔白边有齿痕，血压日趋正常，尿检阳性转阴。遂以益气养心、清热安胎为法。药以天冬、麦冬、茯苓、太子参、白术、山药、小麦、炙甘草益气养心，安胎治本，另以黄芩、板蓝根叶、砂仁、紫苏梗清热行气安胎，化湿醒脾。上法调治2个月余，诸恙皆平，4个月后，顺产一男婴，体重近4kg，至今母子康健。

☯ 天麻化痰方（崔智攀方）

【组成】珍珠母（先煎）、天麻、钩藤（后下）各16g，生石决明（先煎）、生牡蛎（先煎）各28g，怀牛膝18g，生白芍26g，法半夏16g，天竺黄18g，竹茹6g，全蝎3个，蜈蚣14g，化橘红6g。

【用法】水煎2次，每日1剂，早、晚分服。

【功效】平肝息风，镇痉化痰。适用于妊娠高血压。

【方解】中医学认为本病起因乃阴虚阳亢，肝风引动，风火相煽，痰瘀交阻，故以生石决明、牡蛎、珍珠母重镇潜阳，平肝健脾；天麻、钩藤、决明子息风散热；多用怀牛膝引血下行，折其亢盛之风阳；生白芍药性温入肝，敛肝之液，收肝之气，柔肝和胃，使气不妄行；法半夏、天竺黄、竹茹、化橘红通窍除痰，使气下行；蜈蚣、全蝎祛风镇痉。诸药合用有镇肝息风，解痉除痰之功，故初服即见大效，继以育阴潜阳，柔肝息风，化痰通络之剂以收全功。

【验案】田某，女，41岁。妊娠第3胎，前2胎产育平安。患者现身重8个月，因夫妇争吵大怒，情绪难控，遂头痛发作，继之手足抽搐，谵语妄言，口流白沫，夜不成寐。临床诊之舌红苔黄腻，脉缓滑。诊为妊娠痫证。系阴虚阳亢，风火相煽，痰瘀交阻所致。以天麻钩藤饮与温胆汤加减，平肝息风，镇痉化痰。药用上方治疗，上方稍事加减，连服20剂，诸症向愈，至足月顺产，母子皆健。

【按语】高血压妊娠痫证古称"子痫""子冒"。《诸病源候论·妇人妊娠病诸候》："妊娠而发得，闷冒不识人，须臾醒，醒时发……亦名子痫，亦名子冒也。"本例患者，年事已高，已连产3胎，精血已伤，今妊娠8个月，精血聚以养胎，阴分亏虚必然。夫妇争吵大怒，气血上壅，引动肝风，风火相煽，致气血痰火并于上，遂头痛作；神明被蒙，故见谵语妄言，口吐白沫；风痰痹阻经脉，故见手足抽搐；心神被扰，则夜难入寐；舌红苔黄厚腻，脉缓滑，亦为痰热内盛之象。

☯ 平肝养血汤（李丽欣方）

【组成】嫩钩藤（后下）18g，紫贝齿（先煎）24g，天麻2.4g，淡子芩7g，生地黄11g，郁金7g，远志7g，炒酸枣仁7g，青蒿7g，炒枳壳4.6g，焦白术6g，新荟皮6g，茯苓皮7g。

【用法】水煎2次，每日1剂，早、晚分服。

【功效】养血平肝。主治头晕目眩，腰膝酸软。

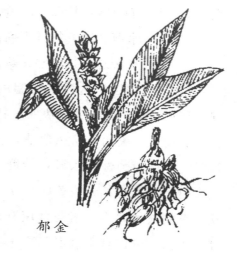

郁金

【方解】本方养血潜阳，平肝清热，用生地黄补血，酸枣仁、远志安神，复用陈皮、白术、茯苓等健脾胃，郁金宽胸理气，药后效颇显著。

【验案】章某，33岁，工人，已婚。生第3胎后，患者即有手足抽搐，突然昏迷之症。2004年第4胎产褥期间，日前又一次发作，突然人事不知，过一会儿自己醒来，头晕目眩，腰膝酸楚。家人恐其一再发作，引起危险，乃陪同前来就诊。

一诊：8月3日。产后22天，恶露未净，胸闷头晕，记忆下降，日前突然闷冒不识人，少顷自复，舌质红而苔薄黄，脉象细数。证属产痫之象，血虚火旺，肝火上扰，以致发病。治则养血平肝。用上方治疗。时值盛夏，天气炎热，农村习俗，恐产妇受风，每将窗棂门户密关，闷不耐风，付方时叮嘱谓"产妇不宜直接受风，但宜使室内空气流通，稍开窗户，反而有益"。

二诊：8月5日。服药好转，头目渐清，昏冒未再发作，胸胁亦实，治当潜阳滋阴，平肝安神。

紫贝齿（先煎）18g，嫩钩藤（后下）11g，茯神7g，远志肉7g，炒酸枣仁7g，青蒿7g，生地黄11g，制何首乌7g，郁金6g，白术6g，杜仲7g，甘草2.4g。本症经治疗后，产痫未再发作。

【按语】高血压产痫，为病势严重之症候。本例属产时流血较多，阳越不潜，营阴下夺，肝阳上扰，引起发作。时值炎暑，产妇卧踞床上，室内气温又高，乃属发病的诱因。二诊时头目渐清，胸宇亦宽，说明肝阳渐降，而出现心悸失眠等血不养心之症状。治疗以补血和脾，养血宁神为主，茯神、酸枣仁、远志与生地黄、何首乌并用，而仍用潜阳镇逆药以防肝阳复燃，唯用量较前已有减轻，并稍加宽胸健脾药，以促进食欲，用后效验。治疗后改善居处情况，使室内空气流通。用药原则，《医学心悟》对产痫之主张："胎气既下，以大补气血为主。"

☯ 健脾白术散（孙鲁川方）

【组成】党参7g，炒白术、云茯苓各11g，陈皮6g，大腹皮11g，生姜皮6g，紫苏梗7g，砂仁壳6g，甘草4g。

【用法】水煎2次，每日1剂，早、晚分服。

【功效】理气安胎，健脾渗湿。

【方解】方中党参、白术、陈皮行气解郁、健脾利湿；云茯苓、大腹皮疏肝理气、清热祛湿；紫苏梗、砂仁壳理气安胎，疏肝解郁；生姜皮、甘草柔肝息风。诸药伍用共奏疏肝解郁、理气安胎、柔肝息风之功效，用于治疗高血压疗效显著。

【验案】金某，女，29岁，工人。1965年4月12日来医院就诊。妊娠5个月，临床表现为：下肢水肿，逐渐全身浮肿，胸脘痞满，心悸气短，小便涩少。脉象沉滑，舌苔白薄。

中医学认为，妊娠5个月，脾以养胎，今脾虚不能运化水湿，以致水湿浸渍肌肤，故周身肿胀，水湿上迫心肺，故心悸、气短、胸满、便少。因与妊娠有关，故名子肿，治以健脾利湿，理气安胎。方用全生白术散加减，另鲫鱼数尾，清炖，吃鱼喝汤。连服上方3剂，小便增多，周身浮肿减轻大半，继服6剂，诸症悉退。

【按语】中医学认为妊娠导致足肿，轻者不必治疗，产后可以自愈，甚者予全生白术散，每取卓效。中医古方有千金鲫鱼汤以治子肿，先严常用鲫鱼以治子肿，经验说明鲫鱼利水消肿尤捷。子肿一症，多因土不制水，考鲫鱼本土气而生，大有健脾利水之功，利水而不伤胎，可为妊娠浮肿之佳品。

☯ 养血平肝汤（赵兴元方）

【组成】白芍11g，天仙藤28g，菊花14g，当归14g，珍珠母（先下）28g，钩藤14g，茯苓16g，僵蚕14g，泽泻11g，薏苡仁18g。

【用法】水煎2次，每日1剂，每日2次，早、晚分服。

【功效】养血息风平肝，佐以利水消肿。

【方解】养血平肝汤中用茯苓、薏苡仁、泽泻健脾以利水燥湿；天仙藤调气滞而疗子肿；当归、白芍、珍珠母、菊花、僵蚕、钩藤养血平肝而息风。药后神清抽止，肝阴得养，脾阳得健。

【验案】何某，女，22岁。1972年8月2日来医院就诊：怀孕8

个月，全身浮肿已 1 个月余，昨天开始头痛，今晨 6 时许突然抽搐，抽次频繁，继而昏迷入某医院。入院查体：脉搏 100/min，呼吸 20/min，血压 190/110mmHg，人事不清，眼球震颤，瞳孔等大等圆，呼吸音清晰，心界左侧扩大，心尖部可闻及收缩期二级杂音，全身浮肿，胎心音好，尿黄而少。舌质红，苔薄白，脉象弦数。证属脾虚湿阻，血虚风动。予上方治疗。西药用利尿药、降压药。8 月 4 日二诊：经中西药治疗，神志已清，抽搐亦定，饮食稍进，浮肿渐消，因肝风得以平息，故于上方去珍珠母、僵蚕，加冬瓜皮以加强利水消肿作用。白芍药 11g，菊花 14g，当归 14g，天仙藤 28g，钩藤 14g，茯苓 16g，薏苡仁 18g，泽泻 11g，冬瓜皮 28g，连服 6 剂，尿畅，浮肿基本消退，血压正常，临床治愈出院。

【按语】孕妇子肿的产生，主要是脾肾阳虚所导致。在妊娠期间，阴血聚以养胎，有碍肾阳温和脾阳正常运行，以致水湿不行，泛滥为肿。并有因气机不畅，滞而为肿的。治法当以健脾渗湿，温肾扶阳为主，有气滞者，可佐调气之品。子痫之发，主要由肾阴素虚，肝阳上亢所致，孕后血养胎地，阴血愈亏，虚火愈炽，阴虚阳亢，以致精不养神，血不养筋，发生神志昏眩，人事不清，手足抽搐，治以育阴潜阳，养血息风为主。

☯ 牛膝降血汤（李泽超方）

【组成】生赭石 28g，怀牛膝 28g，生龙骨 16g，生牡蛎 16g，生龟甲 16g，生白芍 16g，玄参 28g，天冬 16g，川楝子 6g，生麦芽 6g，茵陈 6g，甘草 6g，生地黄 24g，麦冬 24g。

【用法】水煎服，每日 1 剂，分 3 次温服，6 剂为 1 个疗程，需要用药 4～7 个疗程。

【功效】清肝息风，滋阴潜阳。适用于妊娠高血压。

【方解】牛膝降压汤中怀牛膝、天冬、麦冬、生地黄、玄参，养阴补阳，滋益肝肾。龟甲、龙骨、牡蛎，滋阴潜阳，使阳能通阴。生白芍补血养阴，泻肝潜阳。生赭石镇肝降逆。怀牛膝既能补肝肾，又能活血引血下行。茵陈利湿化水，降泄肝气上逆。麦芽、川楝子，清泄燥热，疏利肝气，兼防滋阴潜阳药伤胃气，并能助消化。甘草益气和中，兼防石类、介类药妨碍胃气，并调和诸药。

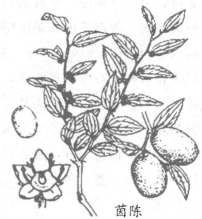

茵陈

【加减】若手足抽搐者，加全蝎、蜈蚣，以息风止痉；或选用天麻钩藤饮等；若头晕目眩者，加枸杞子、菊花，以益阴利头目；若盗汗者，加五味子、煅牡蛎，以敛阴止汗。

【验案】孙某，女，工人。1955 年 3 月 23 日来医院就诊。妊娠已经 9 个月，颈强头胀痛，舌弦边肿，尖红，脉弦。因胎火上炎，风热外乘故也。治当清心肝，泄风热。予上方治疗。

二诊：颈项已有改善，头胀痛减而未尽；心悸不宁，舌弦边肿如故，妊娠足月，胎火有余，前法有效，再予原方加味。上方加茯神 7g，炒酸枣仁 7g，炙远志 7g，怀小麦 11g，黛蛤散 11g，竹叶心 4.6g。服用 15 剂，每日 1 剂，诸症皆除。

第三节　主动脉狭窄高血压

☯ 决明必通汤（朱小花方）

【组成】决明子 26g，生石决明（先煎）、葛根各 28g，白芍 18g，墨旱莲 16g，生地黄、女贞子、川牛膝各 11g，龟甲（先煎）、天麻、菊花、黄芩各 14g，夏枯草、泽泻各 7g。

【用法】水煎取汁 200ml，每日 1 剂，分 2 次服，早晚各 1 次服。同时予服贝那普利片 10mg，每日 1 次；硝苯地平缓释片 10mg，每12 小时 1 次。对存在合并症者同时治疗。5 天为 1 个疗程。

【功效】泻肝息风，育阴潜阳。适用于单纯收缩期高血压，证属肝肾阴亏、阴不潜阳、风阳上扰。

【方解】必通汤中白芍敛阴平肝制阳，专治肝阴不强，肝阳上亢造成的眩晕、头痛；生地黄、二至丸滋补肝肾，龟甲滋阴潜阳，诸药共固其本而兼治其标，使风阳不得上浮；天麻、菊花、生石决明平肝息风，以折其风阳；牛膝引血而下行，降上逆之风火；黄芩镇静降压；夏枯草清肝泻火，利尿降压；泽泻显著利尿，持久降压；葛根则扩张头面部血管，对头痛、头晕、项强效佳。诸药合力，使阴液填、二便利、气血下行、风阳得静，则血压得降、症状尽消。

【加减】阴虚风动者则加生牡蛎（先煎）18g，生龙骨（先煎）26g，珍珠母（先煎）28g；阴阳两虚者加杜仲 11g，菟丝子、山茱萸、生鳖甲（先煎）各 14g，知母 8g；肝火旺者加龙胆草 6g，牡丹皮 11g，栀子 14g；痰浊盛者去龟甲，加半夏、淡竹茹各 14g，白术11g，石菖蒲 6g。

【按语】高血压动脉狭窄多见于老年患者，与血管动脉粥样硬化、动脉弹性减退有关。中医学认为病机主要为肝肾阴亏，阴不潜阳，风阳上扰清窍。盖年老体衰，天癸已竭，肝肾亏耗，水不涵木，其本虚在先，然标证亦盛。治宗"育阴息风、泻肝降压"之意，方拟动脉必通汤。

☯ 杜仲降压汤（尹青文方）

【组成】刺五加、川牛膝、杜仲、茺蔚子、野菊花、牡丹皮各

16g，黄芪 28g，杭白芍、当归、山茱萸、钩藤、生山楂各 18g，赤芍、石决明各 26g，红花、秦艽、蝉蜕各 14g。

【用法】水煎取汁，每日 1 剂，早、晚各 1 次，温服。30 天为 1 个疗程。

【功效】活血化瘀泄浊，补阳益气养血，疏风清热平肝。适用于动脉狭窄高血压合并高黏血症，证属血瘀夹痰、气血亏虚、风阳上扰。

【方解】本病多属本虚标实，以气虚则夹痰、肝肾则亏虚、气血则阴阳失衡为基础。本方中，黄芪、刺五加、杭白芍、山茱萸、杜仲养心益气、滋阴养血、肝肾同治、调整平衡，以治其本；牡丹皮、当归、红花、赤芍、川牛膝活血化瘀通络，秦艽、蝉蜕、石决明、钩藤、茺蔚子、生山楂、野菊花疏风清热泄浊，以治其标。诸药合用，达到调整阴阳、标本兼顾、补泻兼施的治疗目的。临床观察，本方对治疗高血压合并高黏血症，防治老年心、脑血管疾病有较好的作用。

【按语】高血压动脉狭窄是形成心肌梗死和中风最重要的危险因素之一。高血压患者由于年龄、饮食、遗传等原因，血液处于高度的浓、黏、凝聚状态，表现其血液流动性下降、流变性异常、凝固性增高。在对高血压正规降压的同时，对合并高黏血症积极采取降黏、去纤、解聚、溶栓治疗，有利于高血压合并高黏血症的防治，预防和减少心肌梗死与脑缺血性中风的发生。

☯ 活血化痰汤（崔家豪方）

【组成】天麻 16g，丹参、生山楂各 28g，三七、石菖蒲、钩藤、水蛭各 14g。

【用法】每日 1 剂，水煎服，取汁 2 次，将 2 次药液混合后分 2 次于早、晚饭后 30min 温服。

【功效】平肝息风，活血化痰。适用于动脉狭窄高血压，证属痰瘀壅滞、肝风内动。

【方解】活血化痰汤中丹参、三七、山楂、水蛭活血祛瘀通脉；石菖蒲芳香祛浊，化痰开窍，最宜痰浊蒙窍之证；天麻、钩藤清肝息风。中医药理研究证明，丹参、三七能扩张血管，改善血液

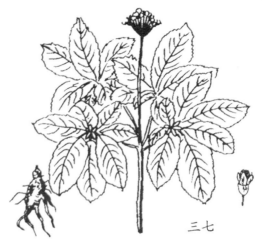

三七

循环；山楂可降低血清胆固醇、三酰甘油与β脂蛋白；石菖蒲能兴奋脊髓神经，内含二聚细辛醚降血脂作用明显，挥发油对中枢神经系统有镇静、解痉作用；钩藤可降低大脑皮质兴奋性、扩张周围血管而使血压下降；天麻能使实验动物外周阻力降低、血压下降，提高其耐缺氧能力，并能降血脂；水蛭含有水蛭素、肝素、抗血栓素等，能溶栓、降血脂、降血黏度、改善微循环、加速毛细血管血流速度，使血流通畅、毛细血管开放增多、血压下降。本组资料表明，参七楂蒲汤具有良好的降压、降脂、降血黏度、扩张心脑血管、消除或缓解临床兼症的功效。

【加减】阴虚阳亢型加龟甲 18g，山茱萸肉、滁菊花各 10g；阴阳两虚型加淫羊藿 16g，枸杞子、煅龙骨、煅牡蛎各 18g；肝火亢盛型加龙胆、黄芩各 14g，生栀子 16g；痰湿壅盛型加陈胆南星 8g，生白术 14g。

【按语】中医学认为高血压形成原因临床所见多为肝火偏亢，气血上冲；或肝肾阴亏，下虚上盛；或痰湿中阻，清阳不升等。本病大多缠绵难愈，易生它变。治疗以本方为基础，辨证加味，切中病机。

第四章

继发性高血压

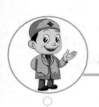

☯ 平肝钩藤饮（张秀丽方）

【组成】钩藤 18g，天麻 26g，石决明 18g，黄芩 7g，栀子 11g，牛膝 18g，杜仲 18g，桑寄生 26g，首乌藤 11g，茯神 7g。

【用法】水煎服，每日 1 剂，分 2 次服，早、晚各 1 次。

【功效】清火息风，平肝潜阳。

【方解】方中钩藤、杜仲、首乌藤滋肾填精，养肝涩精；伏神、牛膝益气活血，补脾固精；天麻、桑寄生、石决明清泻肾火；黄芩、栀子清泄肝火。诸药合用，补中有泻，寓泻于补，相辅相成，共奏清风息火、平肝潜阳之效。

【加减】若偏于风盛者，眩晕急剧，泛泛欲呕，四肢麻木，甚则手足震颤，筋惕肉跳，宜加龙骨、牡蛎、珍珠母以镇肝息风，必要时可用羚羊

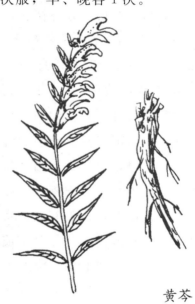

黄芩

角；如兼见腰膝酸软、遗精疲乏、脉弦细数、舌质光红，则宜育阴潜阳。治疗期间嘱忌辛辣饮食、戒烟酒、避风寒；为增强平肝潜阳之力，方中尚可加菊花、蒺藜、夏枯草；若偏于火盛者，兼见目赤、苔黄糙，脉弦数，可加龙胆、牡丹皮以清肝泄热；便秘者加用当归龙荟丸以泻肝通腑。

【验案】车某，男，73 岁。2003 年 2 月 19 日来医院就诊，常常头昏、头痛 7 年，再发伴心悸 3 天入院。患者 7 年前因情绪激动感头昏、头痛，失眠，多次测血压高于正常，血压最高达 230/100mmHg（1mmHg＝0.133kPa），被诊断为高血压 3 级，属于极高危。长期服用三精司乐平片，每天 1 片降压治疗，并多次住我科由

高血压 传承老药方

西医综合治疗，效果不佳。几天前，患者病情加重，伴心悸、胸闷、失眠、多梦。查体：血压 165/105mmHg，颈软，颈部可闻及血管杂音，肺部（一），心音低钝、未闻及杂音，双下肢无水肿，神经系统（一）。辅助检查：经颅多普勒 B 超示右侧椎动脉供血不足。辨为肝阳上亢，上冒巅顶，故发眩晕，阳升则面部潮红，急躁易怒，火动则扰乱心神，少寐多梦，予上方加减治疗，服第 1 剂后，头痛、头昏缓解，继服 5 剂后，自觉症状好转，服用 9 剂后症状消失，血压降至 130～140/90～95mmHg。

【按语】《临证指南医案·眩晕门·华岫云按》曰："经云诸风掉眩，皆属于肝，头为诸阳之首，耳、目、口、鼻皆系清空之窍，所患眩晕者，非外来之邪……"书中的眩晕类似于现代医学中的高血压。其发病原因为素体阳盛、肝阳上亢，或时常忧郁恼怒，气郁化火，使肝阴暗耗，风阳升动，上扰清空、发为眩晕。或肾阴素亏，不能养肝，导致肝阴不足，肝阳上亢为眩晕。拟平肝潜阳，清火息风。临床上以本虚标实证较为多见，急者多偏实，可选用息风、潜阳、清火、化痰等法以治其标为主；缓者多偏虚，当用补养气血、益肾、养肝、健脾等法以治其本为主。高血压患者拟"平肝潜阳、清火息风"法，能迅速改善症状、降低血压，疗效肯定。

🌓 滋肾养阴汤（牛晓月方）

【组成】天麻、钩藤、山茱萸、茯苓、葛根各 16g，熟地黄、山药各 18g，罗布麻、地龙、牡丹皮各 14g，全蝎粉（冲服）、炙甘草各 4g。

【用法】水煎服，每日 1 剂，早、晚 2 次服。

【功效】养阴滋肾。

【方解】降压方中天麻补肝潜阳，熟地黄补肾养阴，二药为主药。以全蝎、钩藤、罗布麻、地龙辅助天麻清肝息风，山茱萸、山药、牡丹皮、茯苓佐熟地黄滋肾养阴。

【按语】药理研究证实，天麻具有扩张血管，增加脑血流量，改善血管循环等作用。钩藤的降压作用十分明显，与抑制血管运动中枢、阻滞交感神经和神经节、抑制神经末梢递质的释放有关，除对神经与神经递质的作用间接扩张血管外，还与 Ca^{2+} 拮抗而能直接扩张血管有关。葛根素能降低血压，除扩张血管、降低心率和通过类似 β 受体阻滞作用外，还有抑制动脉硬化、降低血脂、改善微循环、预防继发症的发生等作用。天麻地黄汤治疗阴虚阳亢型高血压既能降低血压，改善临床症状，也能改善患者的内分泌、代谢、免疫功能的紊乱，减少靶器官损害，对提高患者的生活质量大有裨益。

☯ 红花活血汤（张庆伟方）

【组成】丹参 6g，党参 28g，黄芪 60g，当归、桃仁、红花、川芎各 14g，炙甘草 6g。

【用法】水煎服，每日 1 剂，4～7 周为 1 个疗程，血压转为正常后，剂量改为每 2 日 1 次，继服 10 天。服药后若患者无异常不适感，可用维持量。须同时观察三酰甘油及 CP（血液黏稠度）的升降。服药后，应注意休息，忌剧烈活动。

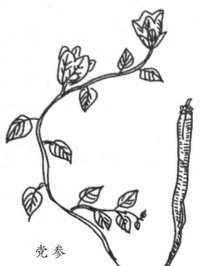

党参

【功效】通络降压，活血化瘀。

【方解】方中丹参、党参、黄芪益气解郁，活血化瘀；当归、桃仁活血化瘀，疏肝解郁；红花、川芎疏肝理气，清热通络；甘草益气，调和诸药。诸药伍用共奏疏肝解郁、活血化瘀、通络降压之功效。

【验案】章某，女，70 岁。来医院就诊日期：2004 年 7 月 8 日。头痛头胀反复发作 5 余年。患者于 7 年前出现头痛头昏，经西医诊断为高血压，常服"尼莫地平片"及"北京 0 号降压片"可以缓解，停药则复发，近年因头痛加重，伴心悸，气短，遂来院就诊。症见神志清楚，疲倦乏力，面色微红，头痛头昏，心悸气短，食少眠差。脉弦，舌边尖红，苔黄微腻。体温：36.6℃；脉搏：84/min；呼吸：21/min；血压：170/105mmHg。心肺（一）。三酰甘油：5.7mmol/L；血液黏稠度（低切）：14.12；心电图正常。拟诊为高血压 I 期。中医辨证为：阴虚肝阳，兼心脾两虚。患者因不愿住院治疗，故于门诊用活血通脉汤治疗。口服，每日 1 剂。服药 10 天，血压降至 150/95mmHg，20 天后复查，三酰甘油：3.4mmol/L，血液黏稠度：12.0，症状已明显减轻，服药 35 天复查，血压：135/90mmHg。继续使用活血通脉汤，每 2 天服 1 剂，随访 6 个月未复发。

【按语】中医从高血压的临床症状看，本病的基本病机是气虚血瘀，故治疗以益气为准。基本方中重用党参、黄芪，以增强益气之功，重用丹参则为强化活血祛瘀的作用。本方资料表明对 I～II 期高血压有较好疗效，同时还能降低高脂血症及血液黏稠度。只要坚持服用，血压反弹率小，且无任何不良反应，值得临床推广应用。

天麻钩藤饮加减（张现伟方）

【组成】钩藤、白芍、川牛膝、杜仲、桑寄生、益母草、首乌藤、茯神各 16g，丹参、生石决明（先煎）各 28g，当归 11g，红花 14g，栀子、黄芩、天麻、甘草各 7g。

【用法】每日 1 剂，药加清水 1200ml，浸泡 30min，文火水煎取汁 400ml，分早、晚 2 次温服。

【功效】平肝潜阳，活血降压，补益肝肾。

【方解】本汤剂中丹参活血祛瘀、凉血、养心、安神。中医现代药理研究：丹参能改善微循环，降低血压、扩张血管；天麻、钩藤养肝潜阳，现代药理研究二药均有降低血压的作用；石决明咸寒质重，能增强平肝潜阳之力，并能清热醒目；牛膝引药下行，并能活血利湿，以折其亢阳；茯神、首乌藤宁心安神。诸药合用，共成平肝潜阳、补益肝肾之剂，并能改善血液循环，降低血压。故用丹参饮合天麻钩藤饮治疗本病，能获良效。

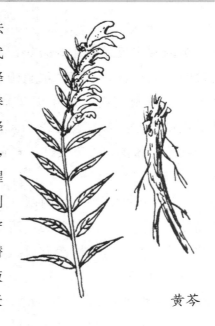

黄芩

【加减】脉弦细者加生地黄、枸杞子、何首乌；失眠较重者加酸枣仁、柏子仁；头痛、眩晕剧者加羚羊角（代）；口苦面赤、心烦易怒者加龙胆。

【验案】马某，女，60 岁。2006 年 9 月 16 日来医院就诊。患者有高血压病史 5 年，血压平时波动于 22.61/12.63kPa（170/95mmHg）左右，头胀头痛，眩晕，急躁易怒。曾长期服用西药复方降压片、卡托普利、硝苯地平等，血压时高时低。近期因家务事与人吵闹，情绪波动较大，症状加重。虽服用降压药症状仍没有改善，前来我院就诊。诊见：患者眩晕欲扑，头痛，视物不清，口苦面赤，恶心欲呕，夜眠差，舌边红、苔黄，脉弦细。测血压 22.61/13kPa（170/98mmHg）；化验血脂、血糖及肝肾功能正常；经颅多普勒 B 超提示：双侧大脑前动脉及基底动脉狭窄，血流速度增快。西医诊断为：动脉狭窄性高血压。中医诊断为：眩晕，证属肝阳上亢，肝风上扰。投以丹参饮合天麻钩藤饮加减治疗。处方：丹参、生石决明（先煎）28g，钩藤、白芍、川牛膝、杜仲、益母草、龙胆、酸枣仁各 16g。每日 1 剂，每剂水煎取汁 400ml，分早、晚各 1 次服。用药 3 天后血压降至 21.3/12kPa（160/90mmHg），诸症减轻。效不更方，继续服用 20 剂。血压稳定于 18.62/10.64kPa（140/80mmHg），诸症全消。嘱其日常饮食应低盐、清淡，进行适当锻炼。半年后随访血压波动不大，情绪较稳定。

【按语】高血压属中医学"眩晕""头痛"范畴，依据中医辨证属本虚标实之证，且以标实为主，《黄帝内经》云"诸风掉眩，皆属于肝"，后世医家认为：本病的发病机制，与肝的关系最为密切，肝为刚脏，喜条达而恶抑郁，现代生活节奏加快，工作压力大，易使心情压抑，情志变化，致肝失条达，肝气郁结，气郁化火，耗伤肝阴，肝阳上亢，上扰头目，则出现血压升高、头痛、目眩、口苦、面赤等症，正如《类证治裁》所言："良由肝胆乃风木之脏，内寄相火，其性主动主升，或由情志郁勃，或由地气上腾，或由冬藏不密，或由年高肾液已衰，水不涵木，以至目昏耳鸣，眩震不定。"在治疗上平潜阳为治疗本病首则。

活血化瘀散（康芳心方）

【组成】葛根 28g，黄芪 50～100g，丹参 28g，生山楂片 28g，桑寄生 15～28g，豨莶草 28g，决明子 16g，钩藤 15～28g，鸡血藤 28g，夏枯草 28g，益母草 28g。

【用法】水煎服，每日 1 剂，分 2 次服。早、晚各 1 次。

【功效】平肝潜阳，活血化瘀。适用于冠状动脉狭窄高血压。

【方解】中医学认为导致本病的原因乃阴阳失调，营血亏虚，血行受阻，气虚血瘀。因此以益气化血为宗旨，兼化痰祛火为组方原则。方中黄芪、葛根、桑寄生益气为主药，丹参、生山楂片、益母草、豨莶草、鸡血藤养心活血化瘀为辅，夏枯草、决明子、钩藤等清泄肝热、化痰祛浊为佐使。葛根具有扩张冠状动脉、增加冠状动脉血流量，能降低心率及心肌耗氧量，改善心肌收缩功能，降低血小板凝聚性，降低血液黏稠度等功效；桑寄生益肝肾之气；丹参养血而活全身之血，有祛瘀止痛、活血调经、养血除烦安神的作用。药理研究证实：本品具有扩张血管、降血压、改善微循环、镇静、镇痛及降血脂、降低全血黏度等作用；生山楂片消中积、化痰浊，行气活血化瘀，可增加心肌收缩力，不影响心脏自动节律，缩

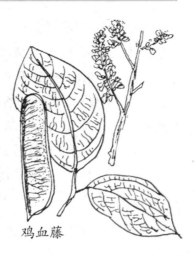

鸡血藤

短房室传导时间，延长有效不应期，能增加冠状动脉血流量，对局部缺血心脏有保护作用，还具有外周血管扩张作用，对高血压、冠心病、高脂血症有效；豨莶草、益母草、鸡血藤、桑寄生活血化瘀，补益肝肾壮筋骨；钩藤、夏枯草、决明子祛痰浊而利清阳。诸药合用，益清脏之气，活一身之血，使气旺血畅，心脉得养，其疾可愈。

【加减】肢寒畏冷、胸阳不振者加桂枝、制附子；口干舌燥、大便秘结者加何首乌、生地黄、麦冬、淫羊藿等；失眠多梦烦躁者加酸枣仁、柏子仁、首乌藤、合欢花、栀子等；体倦乏力、气虚明显者加生脉散等。

高血压传承老药方

第五章
名医名方降血压

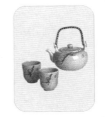

☯ 菊花清眩汤（王慧英方）

【组成】大黄 10～15g，菊花 15g，磁石 20g，牛膝 15g，黄芩 10g，天麻 15g，决明子 15g。

【加减】伴失眠者加砂仁 20g；头痛者加川芎 15g；手足麻木者加地龙 15g，乌梢蛇 15g。

【用法】上药水煎服，每日 1 剂，分 3 次服。10 日为 1 个疗程。

【功效】通腑泄热，平肝潜阳。主治高血压肝阳上亢型。

【方解】中医学将高血压分为肝阳上亢型、气血亏虚型、痰浊内阻型、肾精不足型等。在临床上以肝阳上亢、阳亢过盛而化火生风的肝火亢盛、风阳上扰型为多见，治疗应采用清肝泻火、通腑泄热法，直折其亢盛之火。方中以菊花为主药以通腑泄热、活血化瘀，伍以大黄、黄芩、决明子助清热泻火之力，磁石、牛膝重镇降逆，使上亢之火下行而泻，天麻平肝潜阳息风。大黄在《明医指掌》中就有用治于眩晕的记载。

【名医介绍】王慧英主任医师：女，北京护国寺中医院副院长，北京中医药大学中医系毕业。擅长心脑血管病的诊治。王氏认为，治疗高血压应根据患者的具体症状，依据高血压的分期，进行辨证选药，方可获得好的疗效。

加味牛膝汤（周次清方）

【组成】川牛膝 20g，牡丹皮 15g，桃仁 15g，车前子 10g，当归、川芎各 15g，生龙骨、生牡蛎各 15g。

【加减】面赤、易怒酌加栀子、钩藤、菊花；失眠酌加首乌藤、酸枣仁；头晕酌加天麻、石决明；心慌气短酌加黄芪、太子参。

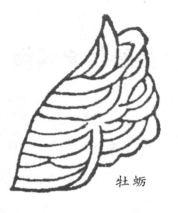

牡蛎

【用法】每日 1 剂，水煎取汁 300ml，早、中、晚分服。两组均治疗 3 周为 1 个疗程，治疗期间均不使用降压药。

【功效】平肝潜阳，活血化瘀。

【方解】平肝息风是中医治疗高血压的常见治法，肝阳上亢本于肝肾阴虚，肝肾阴虚缘于肝肾失荣，既可因肝肾亏虚，也可因血行瘀滞所致，此时若单纯以平肝补肾治疗则难奏良效。如在治疗中加大牛膝用量，以牛膝为君药，佐以平肝潜阳、活血化瘀之品，取得了良好疗效。方中的牛膝活血、引血下行，折其阳亢，并兼具滋养肝肾之功。清代张锡纯在《医学衷中参西录》提及："牛膝，原为补益之品，而善引气血下注，是以用药欲其下行者，恒以之为引经。"现代药理研究也证明，牛膝具有扩张外周血管、抑制心脏收缩力的作用，有降压、利尿等功效。

【名医介绍】周次清教授：生于 1920 年，山东莱西县人，山东中医药大学教授、主任医师，博士研究生导师，名老中医药专家。他根据高血压患者年龄、体质及病期的不同分析，分清虚实及受累脏腑，通过辨证，提出初期治肝、后期治肾、中期肝肾兼顾的治疗高血压的原则。

☯ 天麻汤（王其飞方）

【组成】钩藤 20g，天麻 20g，罗布麻 15g，牡丹皮 15g，黄芪 20g，夏枯草 20g，菊花 20g，牛膝 30g，杜仲 15g，枸杞子 15g，石决明 30g。

【加减】若伴痰饮者，并见头重胸闷呕吐痰涎，加茯苓 20g，半夏、白术各 20g；伴瘀血者，并见面唇紫暗，舌有瘀点，脉涩，加桃仁、红花、川芎、赤芍各 15g；伴气血亏虚，并见头晕遇劳则发，面白神疲乏力，心悸少寐等，加黄芪 40g，熟地黄 20g，党参、白术各 20g，酸枣仁、远志各 15g。

【用法】每日 1 剂，分 2 次服用。

【功效】平肝息风补肾。

【方解】方中天麻、钩藤具有平肝息风之效，为治疗肝火亢盛型高血压之君药。牡丹皮、黄芩、菊花清肝泄热，石决明、夏枯草平肝潜阳、清肝火而散郁结，牛膝补肝肾引血下行；枸杞子、杜仲补肾滋阴之品，共用收到标本同治之效。减少患者对西药的依赖，降低其不良反应，减轻经济压力，降低血压，明显改善症状，对预防逆转高血压对脏器的损害有一定作用。

【名医介绍】王其飞教授：生于 1929 年，河北深泽县人，河北省中医研究所主任医师、教授，中国张锡纯学术研究会会长，石家庄华夏中西医学院院长。他认为高血压属中医学"眩晕""头痛"等的范畴。早期病机较为单一，可为肝火上炎、阴虚阳亢、阳亢风动等，中晚期常影响及心、脑、肾而表现出各种临床症状，病机错综复杂，虚实相兼。其治疗应根据症状、舌脉、体质、饮食等因素的不同辨证治疗。

☯ 平压汤（祝谌予方）

【组成】女贞子 50g，夏枯草 50g，胆南星 10g，墨旱莲 10g，钩藤 30g，地龙 20g，水牛角 10g，珍珠母 50g，杜仲 20g，怀牛膝 30g。

【加减】肝阳上亢者加龙胆以清肝泻火；阴虚阳亢者相当于高血压Ⅰ期代偿阶段，加大女贞子用量以育阴潜阳；阴阳两虚者相当于高血压Ⅲ期代偿阶段，加用巴戟天以益阴补阳；风痰扰明者相当于高血压合并脑血栓，平压汤加用天麻以通络化痰降浊。

【用法】每日 1 剂，日服 2 次，每次 100ml。

【功效】育阴潜阳，平肝息风，活络化瘀。

【方解】高血压属中医学"眩晕""头痛""中风"等范畴。以

"眩晕"论述最多。常因风、火、痰、瘀、虚，病位在肝，与肾关系密切。在治肝的同时须兼顾补肾。自拟平压汤方中女贞子、墨旱莲为二至丸，主以滋肾清热；珍珠母重镇潜阳；夏枯草、钩藤平肝息风清热。诸药配伍，补而不滋腻，达到滋养肝肾，清热息风之目的。高血压合并脑出血均为肝火厥逆所致。方中怀牛膝，既滋阴潜阳又可引血下行。"无痰不眩，无火不晕"，认为痰与火是引起本病的另一主要原因，故方中佐以胆南星、水牛角等清热化痰之品，意在提高

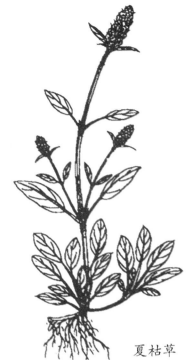

夏枯草

疗效。药理研究证明：杜仲可扩张周围血管而降压；地龙达窜通络，升降搜剔，清热利尿。

【名医介绍】祝谌予教授：生于 1914 年 11 月 30 日，北京市人，中国协和医科大学教授，北京中医学院教务长，北京协和医院中医科主任，北京中医学院名誉教授。他在治疗高血压方面积累了丰富的临床经验。

茵陈五苓散（李秀林方）

【组成】茵陈 10g，白术 15g，茯苓 15g，泽泻 30g，桂枝 6g，丹参 20g，夏枯草 10g，决明子 10g，山药 15g，半夏 10g，甘草 6g，焦

山楂 20g。

【用法】上药水煎服，每日 1 剂，分 2 次服。

【功效】健脾利湿，化痰降浊。

【方解】由于目前人们生活方式的变化，使脾胃的运化功能失调，不能布散津液，气血运行不畅，水湿内停，易化生痰湿，痰浊中阻，清阳不升，浊阴不降，痰浊上扰清窍，故头目昏眩，头闷而作，故前人认为"无痰不作眩"。促使血压升高的因素不断增加。采用健脾利湿、化痰降浊，佐以祛痰之茵陈五苓散加味治疗。方中茵陈利湿，白术、猪苓、山药健脾化湿，泽泻利尿消肿，陈皮理气化痰降逆，丹参、焦山楂、决明子、夏枯草祛瘀消脂降浊，桂枝化气助阳，甘草和中。全方合用，达到了脾健、湿祛、痰消瘀通的目的。

【名医介绍】李秀林主任医师：生于 1926 年，河南唐河县人，河南省中医学院教授、著名老中医。他著有《眩晕中风证治》一书，对高血压的诊治颇有心得。李氏根据病因病机和临床表现的不同，将高血压分为阴虚阳亢第一型、阴虚阳亢第二型、阴阳两虚型、脾虚痰湿型、肝热火盛型五型进行论治。

☯升清降浊汤（柴浩然方）

【组成】天麻 12g，白术 15g，葛根 20g，石菖蒲 10g，半夏 10g，豆蔻 12g，川芎 10g，陈皮 12g，竹茹 6g，砂仁 6g，泽泻 10g。

【用法】上药制成煎剂，每日 1 剂，分 3 次服，4 周为 1 个疗程。

【功效】健脾升清，化痰降浊，活瘀利尿。

【方解】《丹溪心法·头眩》有"无痰则不作眩"的主张。提出

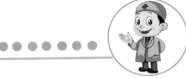

"治痰为先"的方法。认为有眩晕与痰有关。嗜酒肥甘、饥饱劳倦，伤于脾胃，健运失司，以致水谷不化精微；聚湿生痰，痰湿中阻，则清阳不升，浊阴不降，引起眩晕。升清降浊汤方中天麻、白术通络健脾、化痰降浊，葛根、川芎活血解痉通络，陈皮、半夏燥湿化痰，竹茹、砂仁、豆蔻、石菖蒲醒脾和胃，化湿止呕，泽泻化湿利水。诸

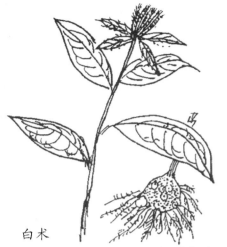

白术

药共奏健脾升清，化痰降浊，活瘀利尿之功。在现代药理学研究中发现天麻中所含天麻素及天麻苷元有降压作用，以舒张压降低更明显，且作用迅速，维持时间短。

【名医介绍】柴浩然主任医师：生于1923年，原山西运城地区中医院主任医师，全国名老中医专家。他潜心致学，勤于实践，积累了丰富的临证高血压之心法。

决明降压汤（陈鼎祺方）

【组成】丹参20～30g，菊花（后下）10～30g，山楂20g，僵蚕15g，怀牛膝30～60g，黄芩15g，牡丹皮20～30g，决明子20～30g，白芍20～30g，益母草30～50g，制何首乌20～40g，生龙骨30～50g，生牡蛎30～50g，泽泻30g，天麻10g，地龙20～30g。

【加减】头痛明显者加白芷、川芎；眩晕明显者加钩藤、夏枯草；痰湿中阻、胃脘痞闷者加旋覆花、赭石、半夏；腰膝酸软偏于阴虚者加墨旱莲、功劳叶；偏于阳虚者加骨碎补、杜仲；伴口干、口苦者加栀子、龙胆；伴失眠多梦者加酸枣仁、首乌藤、珍珠母；伴心律失常者酌加甘松、苦参、麦冬等。

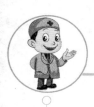

【用法】水煎，早、晚分服，4周为1个疗程。

【功效】滋阴潜阳，活血化瘀，清热利湿。

【方解】本方组成遵循中老年高血压发病的阴虚、阳亢、血瘀与湿热四个病机演变特点而立，具有滋阴潜阳、活血化瘀、清热利湿之功效。药理研究亦表明牡丹皮、黄芩、天麻、地龙、怀牛膝均具有一定的降压作用；制何首乌、丹参、泽泻、决明子具有降低血液黏稠度、改善微循环、防止动脉硬化等作用，因此，降压汤在临床中疗效较好。

【名医介绍】陈鼎祺教授：生于1927年，北京中仁中医院特需专家诊疗部专家组组长，中医首席专家，当代世界著名中医世家，国家级师承博士、硕士研究生导师。他临证高血压之心法，认为高血压的病位主要在肝肾两脏，调肝补肾为治之首务，同时还需要兼理脾脏、调整阴阳，并注意既病防变、勿忘活血。

☯ 护心降压煎 2 号（李振华方）

【组成】白芍20g，苦丁茶15g，炙龟甲30g，玄参15g，天麻12g，水蛭10g，牛膝10g，生石决明20g，黑芝麻12g。

【用法】水煎服，每日1剂。

【功效】滋肾柔肝，平肝潜阳，活血息风。

【方解】方中以白芍、炙龟甲为君，白芍性味苦酸，入肝、脾之经，养血柔肝，主厥阴木郁风动之疾；炙龟甲性味咸甘而平，入肝、肾二经，

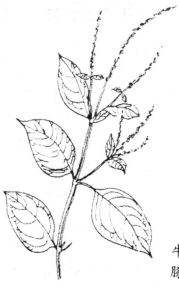

牛膝

滋阴潜阳，补益肝肾，正如《本草通玄》云："肾经药也，大有补水制火之功。"二药合用，补肾柔肝潜阳。玄参、黑芝麻、天麻、石决明为臣，玄参味苦咸，入肺、肾二经，滋阴降火除烦，并能直入血分而通血瘀；黑芝麻性甘平，入肝、肾二经，补肝肾润五脏；天麻性味甘平，乃肝经气分之药，主治头目痛、眩晕、眼花等；石决明性味咸平，入肝、肾二经，平肝潜阳，清热明目，主治头痛眩晕，为凉肝镇风之要药；牛膝味酸苦而平，入肝、肾经，活血祛瘀，引血下行，补肝肾；水蛭性味咸寒而平，入肝经血分，功专破血逐瘀；苦丁茶性味苦甘而大寒，清热散风，祛头风。全方合用，共奏滋肾柔肝、平肝潜阳、活血息风之功。

【名医介绍】李振华教授：生于 1924 年 11 月，河南洛宁县人，河南省中医学院原院长、主任医师、教授，名老中医，2009 年获首届"国医大师"称号。他精于内科杂症的治疗，对高血压的辨治颇有心得。

☯ 行气活血汤（姜琦方）

【组成】丹参 20g，延胡索、川芎、赤芍、三七、瓜蒌各 10g，红花、降香、甘草各 5g。

【加减】头晕痛甚则加石菖蒲，口干苦者加菊花，双手麻木者加珍珠母，胸闷者加薤白，心悸者加茯神，腰膝酸软者加龟甲胶，耳鸣者加女贞子，便秘者加大黄。

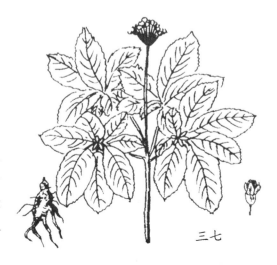

三七

【用法】每日1剂，水煎，分早、晚2次口服。3周为1个疗程。同时配合口服硝苯地平缓释片，每次10mg，每日2次。

【方解】临床上对于老年性高血压患者治以活血化瘀为主，基本方中丹参入心、肝经，擅长活血祛瘀，行气止痛；延胡索辛、苦、温，归心、肝、脾经，活血行气，止痛；三七甘温，活血化瘀，尤长于止痛；川芎归肝、胆、心包经，辛温行散，温通血脉，活血化瘀；赤芍补肝血，凉血热；红花、降香均入心、肝经，活血通经，理气止痛；瓜蒌利气散结以宽胸；甘草和中，调和诸药。诸药合用共奏活血化瘀、行气止痛之功效，与硝苯地平合用能增强降压效果，改善患者的临床症状，提高生活质量。

【名医介绍】姜琦主任医师：生于1933年，浙江湖州市人，浙江省名老中医，浙江省中医研究院研究员，湖州市中医院主任医师，湖州市中医药学会名誉会长。他善治疑难杂症，对高血压的治疗颇有心得。

活血化瘀汤（汪履秋方）

【组成】丹参15～30g，川芎9～18g，赤芍12～18g，牡丹皮9～15g，泽兰9～15g，红花6～9g，生山楂12～30g，川牛膝12～30g，水蛭1～3g，土鳖虫1～3g，茯苓15～30g，葛根12～20g。

【加减】兼肾气虚者，加黄芪、杜仲、女贞子、墨旱莲、泽泻；兼肾阳虚者，加黄芪、制附子、桑寄生、淫羊藿、肉苁蓉；兼阴虚阳亢者，加白芍、钩藤、天麻、女贞子。

【用法】水煎服，每日1剂，早、晚分服。

【功效】活血化瘀，通络降压。

【方解】血瘀是老年人高血压的重要病理因素，治疗应以活血化瘀为先。血瘀证是脏腑阴阳失调、气血不足或运行失常所引起，而气血失常、血行瘀滞又可加重脏腑阴阳失调。故老年人高血压除血瘀表现外，尚可兼见阴虚阳亢、肾气亏虚、肾阳亏虚等证候，临床上应在活血化瘀同时予以兼顾，做到标本同治、虚实同治。目前研究证实，丹参、当归、川芎、红花、赤芍、地龙、牛膝、水蛭等均有抑制血小板活性、降低血液黏稠度、解除红细胞聚集和小血管痉挛、扩张血管、疏通微循环等作用，而且都存在不同程度的降压效应。通过活血化瘀，改善微循环障碍及血液的浓、黏、聚、凝状态，使外周阻力减少，血流动力学恢复而使血压恢复正常，这可能是活血化瘀治疗高血压血瘀证诸药相伍，既滋肾阴，又补肾阳，活血行瘀，润燥滑肠，镇惊利尿，相互为用，温而不燥，滋而不腻，共疗肾之阴阳不足证，兼活血利尿润肠，治疗老年单纯收缩期高血压正合病机。

【名医介绍】汪履秋教授：生于 1919 年，江苏兴化市人，南京中医药大学教授，全国名老中医，江苏省中医院主任医师。

☯ 补肾降压汤（程志清方）

【组成】生地黄、熟地黄、猪苓、茯苓各 15g，山药 25g，山茱萸、泽泻、牡丹皮、牛膝、地龙各 10g，车前子、丹参各 30g。

【加减】阴虚阳亢型加天麻 15g，珍珠母 30g；阴阳两虚型加肉桂粉（冲服）3g，制附子（先煎）10g。

【用法】每日 1 剂，水煎，分 2 次服。

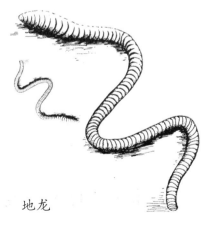

地龙

【功效】补肾，活血，降压。

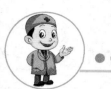

【名医介绍】程志清主任医师：女，浙江省针灸推拿医院主任中医师，浙江省名中医，浙江中医药大学教授、博士研究生导师。她认为，肝肾亏虚为病之本，阳亢痰瘀为病之标。中老年患者，脏腑生理功能衰退，尤其是肾精不足，肝失柔顺，脾失健运，心失所主可致阴阳失调，气血失和，痰瘀内生，风火相煽，气机升降失常而发为本病。因此在治疗时应活血、养肝、补肾、降压为主。

☯ 桂附地黄汤加味（董建华方）

【组成】黄芪 45g，生地黄、熟地黄、茯苓、泽泻、山药、怀牛膝、桑寄生、菟丝子各 15g，山茱萸、炒杜仲各 12g，制附子、牡丹皮、肉桂各 9g。

【加减】失眠者加酸枣仁 30g，首乌藤 30g，五味子 15g；偏阴虚火旺者去肉桂、制附子，加盐炒黄柏 12g，知母 12g，龟甲 30g；偏阳气虚者重用黄芪 45～60g；夜尿多者加益智仁 15g，桑螵蛸 15g，石菖蒲 15g；下肢水肿者加车前子 15g，防己 15g，益母草 15g；兼血瘀者加丹参 20g，赤芍 15g。

【用法】水煎，每日 1 剂，早、晚分服。

【功效】阴阳双补，调整阴阳。

【名医介绍】董建华教授：生于 1918 年 12 月 17 日，上海青浦县人，中国中医工程院院士，著名中医学家，中医内科学专家，博士研究生导师。对高血压的诊治，认为应以肝为首务，并创立了高血压调肝四法，颇有新意。

☯ 化痰安神汤（盛国荣方）

【组成】姜半夏 10g，炒白术 15g，天麻 10g，陈皮 6g，茯苓

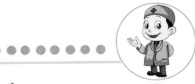

20g，泽泻 20g，钩藤 15g，葛根 30g，丹参 20g，酸枣仁 30g，首乌藤 30g，素馨花 15g，石决明（先煎）30g。

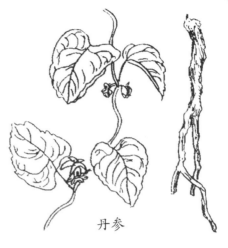

丹参

【用法】将上药先浸泡 15min，石决明先煎煮 15min，再纳余药共煎煮，约加水 600ml 煮沸后，小火再煎煮 40min，取汤汁 300ml，分早、晚 2 次温服，每日 1 剂，3 周为 1 个疗程。

【功效】化痰，息风，安神。主治老年高血压。

【方解】本方为治风痰眩晕、头痛之常用验方，加用酸枣仁、首乌藤、素馨花解郁除烦，葛根、丹参、钩藤、泽泻、石决明平肝息风。药理研究证实，此类中药有降压作用，全方共奏化痰息风安神之功。

【名医介绍】盛国荣教授：生于 1913 年，福建南安市人，福建中医学院盛国荣中医药研究所所长，福建中医学院教授，内科中医专家。他论治高血压以肝肾为主，旁及心脾肺。根据辨证将高血压发为 10 种证型，用育阴潜阳法、疏肝解郁法、健脾渗湿法等 10 法进行治疗，颇有疗效。

化痰通络汤（印会河方）

【组成】半夏 10～15g，白术 15～20g，泽泻 20～30g，茯苓 20～30g，葛根 20～30g，防风 15～20g，前胡 10～15g。

【用法】水煎服，每日 1 剂，分早、晚 2 次服。

【功效】化痰通络，平肝降压。

【方解】方中白术、半夏益气解郁，活血化瘀；泽泻、茯苓清热通络，疏肝理气；葛根、防风化痰通络，疏肝解郁；前胡清热泻火。诸药伍用共奏疏肝解郁、化痰通络、平肝降压之功效。

【名医介绍】印会河教授：生于1923年，江苏靖江县人，曾在南京中医学院、北京中医学院、北京中日友好医院工作。他临床经验丰富，对高

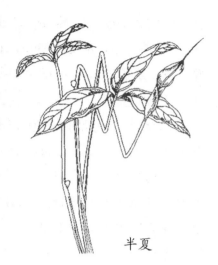

半夏

血压的治疗从抓主症、辨虚实入手，随证施治。印氏认为就临床来看，高血压以肝火偏旺型、痰湿中阻型、肝肾阴虚型较为常见，治疗的着眼点应放在清泻肝火、健脾化痰、滋补肝肾上。

☯ 杜仲降压汤（朱良春方）

【组成】炒杜仲 21g，菟丝子 15g，当归 12g，知母 9g，五味子 9g，龟甲（打碎先煎）24g。

【加减】眩晕甚者加钩藤（后下）9g；心悸失眠者加茯神15g；潮热盗汗者加盐柏6g；大便秘结者加生大黄（后下）6g，生何首乌15g。

【用法】上药每日 1 剂，水煎服，分早、晚 2 次温服。

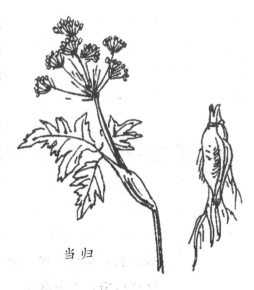

当归

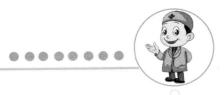

【功效】调节阴阳，补肾泻火，调理冲任。

【方解】方中杜仲色紫而润，其性甘辛，走肝入肾，能补肾润肝，温肾助阳，而能降压，炒用降压作用更良；菟丝子味甘而辛，其性平正，补而不峻，温而不燥，滋而不腻，阴中有阳，守而能走，既补阳又补阴，为平补肝肾之要药。当归气轻味浓，能走能守，入心肝能生阴化阳，养血活血，走脾而散精微，化生补血，且具调理冲任之功；知母气寒质润，能滋水源，益真阴，润肾燥，泻肾火，盐水炒用更增其滋阴降火之性，具有解热、镇静、降压的作用；五味子酸甘而温，能益气生津，补肾养心。龟甲至阴，气味厚浊，咸寒质重，入肾经补水以制火，走肝经平肝以潜阳，通心经宁神以安心，具育阴潜阳、补益冲任之功。诸药合用，调节阴阳，补肾泻火，调理冲任。

【名医介绍】朱良春教授：生于 1917 年 8 月，江苏镇江市人，南通市中医院首席技术顾问、主任中医师，著名中医内科专家，2009 年获首届"国医大师"称号，具有求实创新的治学精神，学验俱丰。

第五章

名医名方降血压

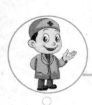

第六章
一味草药降血压

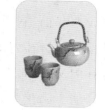

☯ 灵芝，降压滋补饮品

灵芝，俗称灵芝草，有"长寿草""神仙草"之美称，为多孔菌科植物灵芝（赤芝）或紫芝的子实体。

我国民间将灵芝作为药物，已有2000多年的历史，而且很早就载入药典。灵芝性味甘、微苦，微温，归心、肺、肾经，有益气除烦、养心安神、止咳平喘等功效。《神农本草经》记载，赤芝"主胸中结，益心气，补中，增智慧，不忘，久食轻身不老延年"；紫芝"主耳聋，利关节，保神，益精气，坚筋骨，好颜色，久服轻身不老延年"。

灵芝可祛病延年、益气除烦，已为许多临床应用研究所表明，但必须长期服食，方能获得滋养强壮的效果。灵芝有助于人体健康，可增强神经系统功能，并能使机体处于良好的免疫状态，提高人类生存质量，对中老年高血压患者来说，是值得推荐的长期服食的滋补饮品。

灵芝提取物能增加心肌的营养性血流量，改善心肌的微循环，增强心肌的功能，并可改善急性心肌梗死的症状，扩张冠状动脉，减少高血压合并脑、心血管性疾病的发生。灵芝对血压有双向调节作用，这对稳定人体的正常血压状态具有重要意义。灵芝有防止引起血管障碍的作用，可预防脑血栓、心肌梗死等病症。灵芝浸提液在肝脏中，影响血管紧张素的生成，维持血压稳定且无害，是平常人可安全使用的降压剂。服用灵芝比较安全，尚未见到服用灵芝有不良反应的报道。随着灵芝孢子破壁难关的攻克，灵芝人工培养获得成功以及培养菌丝和发酵液的最大限度的利用，灵芝的应用前景十分广阔。

灵芝除了药用外，灵菌可用于药膳食疗，制饮、泡酒、煲汤、做菜均可。

发热恶寒、鼻塞流涕之外感表证者不宜服用灵芝。

☯ 黄芪，降压补气长寿药

黄芪，原名黄耆，为豆科多年生草本植物膜荚黄芪或内蒙黄芪的根。黄芪性味甘，微温，有补气升阳、补肺固表、利水消肿、托疮生肌等功效。

现代研究表明，黄芪能延缓人体细胞的自然衰老过程，可延长细胞寿命达原细胞生存期的 1.40～1.56 倍，这是极有说服力的科学佐证。黄芪所含营养成分很丰富，以膜荚黄芪为例，从根中分离出黄芪苷Ⅰ、黄芪苷Ⅱ、胡萝卜苷、β—谷固醇、棕榈酸、熊竹素、胆碱、甜菜碱、叶酸。现代医学研究结果表明，黄芪对机体有很强的免疫调节功能，对机体细胞代谢、核酸代射、对内环核苷酸以及对蛋白质和其他代谢均产生积极的影响，对血管、血压的影响和作用尤为明显。

黄芪对血压具有双向调节作用，黄芪水煎剂灌服自发性高血压大鼠，可使血压上升幅度得到一定程度的控制。黄芪还有扩张血管和扩张冠状动脉作用。黄芪注射液静脉注射，对麻醉的犬、猫下肢血管有明显扩张作用，对肾血管亦有扩张作用，但大剂量应用时由于血压下降，反射地引起肾血管收缩。黄芪对麻醉的犬冠状回旋支、椎动脉、肾动脉以及肠系膜上动脉四个不同部位进行实验，除了肾血管收缩阻力增高外，其他血管均阻力下降，与对照组（生理盐水）相比，差异非常显著。因此，有人认为黄芪降血压作用是直接扩张外周血管的结果，而与心脏并无依存关系，与胆碱系统、组胺释放或肾上腺素 α、β 受体作用也无关系。

黄芪能抗血小板聚集，对血小板聚集具有明显解聚作用，由于所含微量元素硒的协同作用，黄芪还可降低脑血栓、动脉硬化症的病死率。

对中老年高血压患者来说，在其兼夹虚弱症状如腰膝酸软、畏寒肢冷、夜间多尿、失眠，或盗汗、遗精、勃起功能障碍、早泄等，适时择用黄芪是非常适宜的。黄芪秉性纯阳，凡实证及阴虚阳盛者忌服，在临床运用中，这一点应引起重视。但由于黄芪对血压有双向调节作用，所以在治疗高血压时常应辨证运用。

菊花，明目降压

　　菊花，又名秋菊、九菊等，为菊科植物菊的头状花序，多年生草本。全株密被白色柔毛，叶互生；叶片卵圆形或披针形，羽状分裂。头状花序顶生或腋生。舌状花数层，白色或黄色，中央管状花两性，黄色。瘦果柱状。花期 9—11 月份。生于背风向阳、土地肥沃的沙质高地。产于河南、安徽和浙江的分别称为怀菊花、滁菊花（或亳菊花）和杭菊花。

　　秋季霜降前花正开时采收，阴干。气清香，味甘、微苦。药材以花朵完整、颜色新鲜、气清香、少梗叶者为佳。生用。菊花性味甘、苦，凉，入肺、肝经，功专疏风、清热、明目、解毒、宁神，主治头痛、眩晕、目赤、心烦等证，这与当今防治高血压的原理完全吻合。如《神农本草经》说，菊花"主诸风头眩、肿痛，目欲脱，泪出，皮肤死肌，恶风湿痹，利血气"。《名医别录》上记载，菊花"除胸中烦热，安肠胃，利五脉，调四肢"。《药性论》指出，菊花"能治热头风旋倒地，脑骨疼痛，身上诸风冷消散"。《日华子本草》曰：菊花"利血脉，治四肢游风，心烦，胸膈壅闷，并痱毒，头痛；作枕明目"。《本草纲目》记载，菊花"久服利气血，轻身耐老延年"。《本草纲目拾遗》也概括说，菊花"专入阳分，治诸风头眩，解酒毒疗肿；黄茶菊，明目祛风，搜肝风，治头晕目眩，益血润容，入血分；白茶菊，通肺气，止咳逆，清三焦郁火，疗肌热，入气分"。

　　菊花含有十几种活性成分，如含腺嘌呤、胆碱、水苏碱等，还含有菊苷如矢车菊苷以及黄酮类与多种氨基酸等；菊花所含的挥发油主要为龙脑、樟脑、菊油环酮等。菊花所含微量元素如铁、锰、锌等均较高，铁可生血，锌可促使体内有害元素镉的排泄，减少高血压的致病因素而发挥防治高血压的作用。菊花的含钙量相当高，100g 中含钙约 234mg，这在众多食物之中是少见的，与茶叶相近或相当。菊花含磷量高于茶叶，易为人体吸收利用。有研究表明，钙是抑制高血压的一种重要营养剂，日常膳食中钙的摄取量减少引起高血压。因而，每日坚持服食菊花饮品可源源不断地补充人体所需的钙成分，维持机体的正常钙平衡，不仅可使高血压患者的血压稳定地降下来，而且可维持在正常的生理状态。

用菊花防治高血压，贵在坚持，持之以恒，每日服食量以 10g 为宜，用开水冲泡，一般无特殊禁忌。菊花性凉，气虚胃寒，食少泄泻之病，宜少用之。这一点，我们应予以注意。

☯ 荷叶，消暑降压

荷叶，异名蕸，为睡莲科多年生水生草本植物莲的叶片，多年生水生草本。根茎肥厚横走，外皮黄白色，节部缢缩，生有鳞叶与不定根，节间膨大，内白色，中空而有许多条纵行的管。叶片圆盾形，高出水面，全缘，稍呈波状；叶柄圆柱形，盾生，中空，表面散生刺毛。花梗与叶柄等高或略高；花大，单一，顶生；果期时花托逐渐增大，内呈海绵状。坚果椭圆状或卵状；内有种子 1 枚。花期 7—8 月，果期 9—10 月。生于池塘内，多栽培。分布于全国大部。荷叶性味苦涩，平，入心、肝、脾经，有清暑利湿、升发清阳、止渴止血、散瘀除烦等功效。在医书典籍中，有许多论述有防治高血压作用，如唐代食疗学家孟诜就说过，荷叶可"破血"，指的是可以减肥，降低血脂稠。《日华子本草》说，荷叶功专"止渴，治产后口干，心肺燥，烦闷"。明代李时珍在《本草纲目》中记载，荷叶可"生发元气，裨助脾胃，涩精浊，散瘀血，消水肿……"

现代研究表明，荷叶含莲碱、荷叶碱、原荷叶碱、亚美罂粟碱、前荷叶碱、槲皮素、异槲皮苷、莲苷、酒石酸、柠檬酸、苹果酸、葡萄糖酸、草酸、琥珀酸、鞣质等，荷叶还含有抗有丝分裂作用的酸性成分。荷叶的药理实验研究不多，还有待开拓。据临床报道，连服 3 周荷叶煎剂，治疗高脂血症合并高血压患者 47 例，降胆固醇总有效率超过 90%。荷叶所含成分中，槲皮素可扩张冠状血管，改善心肌循环，并能在短时间内降血压。有关研究资料显示，荷叶的浸剂和煎剂在动物实验中能直接扩张血管，起到中等程度降血压的作用。应用荷叶茶、荷叶粥以及荷叶配伍用的煎剂、汤饮防治高血压，均有较好的效果。

荷叶入馔，烹制的菜肴特别清香宜人，爽口舒心，极受人们的宠爱。

桑叶荷叶粥

【组成】桑叶 10g，新鲜荷叶 1 张，粳米 100g，砂糖适量。

【用法】先将桑叶、新鲜荷叶洗净煎汤，取汁去渣，加入粳米（洗净）同煮成粥，对入砂糖调匀即可。供早、晚餐温热服，或作点心服食。

【功效】降血压、降血脂、散瘀血、解暑热。适用于高血压、高血脂、肥胖症。

☯ 天麻，保护心脑血管

天麻，亦称赤箭，异名明天麻，水洋芋、冬彭（藏名）等，为兰科多年生腐生寄生直立草本植物天麻的块茎。地下块茎横生，肥厚，肉质，长卵圆状或椭圆状，有不明显的环节，节上有膜质鳞叶。茎单一，直立，圆柱状，淡黄褐色。叶鳞片状、膜质。总状花序顶生，黄赤色。蒴果长球状。花期6－7月份，果期7－8月份。生于林下阴湿处，现多栽培。分布于西南、中南、东北及河北、陕西等。

冬至后采挖者为冬麻，质量较好；春季立夏前挖出者为春麻。擦去外皮，蒸透，晒干或烘干。气特异、味甘。药材以质地坚实沉重、有鹦哥嘴、色黄白、断面明亮、无空心者为佳。生用。天麻性味甘、平，归肝经。有平肝潜阳、息风止痉、通经活络等功效。

中医药学研究资料表明，天麻含维生素A类物质、香荚兰醛（或香荚兰素）、香荚兰醇、天麻素（即天麻苷）、对羟基苯甲醇、β－谷固醇、胡萝卜苷、柠檬酸、柠檬酸单甲在急性高血压实验中，天麻苷及天麻苷元用后1～2h内有轻度降压作用；静脉注射天麻注射液对大鼠和家兔有迅速地降压作用，最大降幅为73％，持续1～1.5h或以上。腹腔注射或十二指肠给药对大鼠降压持续时间，可达3h以上。以上结果提供了天麻治疗头晕目眩、高血压的理论根据。天麻注射液能使冠状动脉、脑及外周血管阻力下降，证明天麻能增加心肌营养性血流量，改善心肌循环，增加心肌供氧，对心肌缺血有保护作用。

天麻对各类高血压眩晕、头痛等有镇静止痛作用，在实际运用中，中医学认为须辨证施治，要根据临证病情适当配伍有关降血压作用的食药兼用品，才能充分发挥天麻的药用保健价值。

☯ 决明子，明目补肾降血压

决明子，又名马蹄子、千里光等，为豆科1年生半灌木状草本植物决明的种子。性甘、苦、咸，微寒，功用清热明目。中医学十分重视决明子的药用保健价值，《神农本草经》早就有记载，决明子"久服益精光"。《日华子本草》说，决明子"治头风，明目"《本草正义》也说，决明子"明目，乃滋益肝肾……"据《广群芳谱》记载，"决明子做茶食，治目中诸病，助肝益精"。

当今为医学界定名的高血压，在病期发展的不同阶段，不同证型的临床表现中有许多就涉及到头、耳、面、目的，如面红目赤、目涩口干、视物模糊、头晕眼花等症都与"目"联系在一起，历代医家在实践中认识到滋益肝肾、助肝益精对防治高血压的重要性，这是极有指导意义的。决明子含有蒽醌类、萘并吡咯酮类成分，还含有固醇、脂肪酸、糖类、蛋白质及人体必需的微量元素。在所含蒽醌类成分中主要有大黄酚、大黄素、芦荟大黄素、大黄酸、决明素、决明子素等；所含萘并吡咯酮类成分中主要有决明苷、决明酮、决明内酯等。决明子的水浸液、醇水浸出液和乙醇浸出液用于麻醉的狗、猫、兔，有降低血压的作用；决明子可使自发性遗传性高血压大鼠的收缩压明显降低，同时使舒张压明显降低，对心率和呼吸无显著影响。决明子对自发性遗传性高血压大鼠的降压作用，显著强于利舍平，且持续时间亦显著长于利血平。

我国已故名医叶橘泉提倡老年人保健要点中，就有"老人便秘常饮决明茶，并可防止高血压和血管硬化"这一条，是有科学根据的。在实际应用中，若单味使用，可用30g，若在配伍中使用，决明子用量以15～20g最为合适。

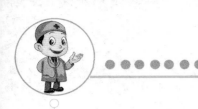

☯ 钩藤，降压不宜久煎

钩藤，为茜草科常绿木质藤本植物钩藤及其同属多种植物的带钩茎枝。枝条四棱状或圆柱状，光滑无毛。常在叶腋处着生钩状向下弯曲的变态枝，钩对生，淡褐色至褐色。叶对生，卵状披针形或椭圆形，托叶 1 对，2 深裂，线形。头状花序球形，顶生或腋生；花萼管状；花冠黄色，漏斗形。蒴果有宿存花萼。花期 5—7 月份，果期 10—11 月份。生于山谷溪边疏林中。分布于长江以南等地。

秋冬季采收带钩的嫩枝，剪成短段，晒干，或稍蒸或略煮后晒干。无臭、味淡。药材均以双钩、茎细、钩结实、光滑、色紫红、无枯枝钩者为佳。钩藤入药始见于南朝梁代陶弘景的《名医别录》。根据明代倪朱谟《本草汇言》的经验，钩藤"久煎便无力，俟他药煎熟十余沸，投入即起，颇得力"。钩藤煎剂久煎则降压作用减弱，以煎 15~20min 为宜。在其用量方面，以日用量 100~150g 方可收到较好效果。

钩藤除了钩外，其藤枝也有相似的降压作用。长期以来人们去茎枝单用钩入药可能是一种误解。除了正品钩藤外，同属植物中大叶钩藤、披针叶钩藤、毛钩藤、华钩藤也具有相似的降血压的作用。

钩藤的作用部位广泛，降血压的机制牵涉到神经中枢、神经节、周围神经、心脏和外周血管等不同环节。日本学者石井权二认为，钩藤散通过抑制高血压大鼠脑纹状体、视丘及海马区域内的钙通道而发挥降血压作用。对切除双侧减压神经和窦神经的高血压动物，钩藤可引起血压降低而不影响垂体后叶素、去甲肾上腺素、乙酰胆碱对血压的影响。

临床应用钩藤治疗高血压，有非常好的疗效。钩藤总碱对高血压有一定疗效，总碱片剂 20~40mg，个别 60mg 为 1 次服药量，成年人每日 3 次，口服，治疗高血压 245 例，降压总有效率为 77.2%，显效率为 38.2%。对阴虚阳亢型高血压患者疗效最佳，能缓解头痛、失眠、心悸、耳鸣、便秘、肢体麻木等症状，降压作用平稳而持久，不良反应轻微。以 20% 钩藤水煎液，每日 3 次，每次服食 20～30ml；或日用钩藤 60g，加水煮沸 15～20min，制成 200ml 汁，每日 2 次分服，4～6 日为 1 个疗程，治疗高血压 100 余例，观察发现，服药后多数患者血压有不同程度的下降，其头晕、头痛、心悸等症状亦相应减轻或消失。笔者曾对 40 例高血压患者应用钩藤降压饮进行临床观察，发现本食疗方的效果优于钩藤煎剂，这与钩藤不耐久热、降压成分易于破坏有关。据报道，钩藤煎煮 15min 以上，钩藤碱等降压成分可破坏 90%，所以笔者推崇钩藤沸水冲泡饮用法，本方兑入少量蜂蜜更利于患者长期饮用。

钩藤防治高血压，临床应用量经研究表明，可适当加大一些，且宜长期服食，日用量以 30～50g 为宜。

☯ 何首乌，益寿降压

何首乌，又名首乌，有赤首乌、交藤等异称，为蓼科多年生草本植物何首乌的块根。多年生蔓生草本。茎缠绕，地下有肥大块根，茎有节，叶互生，卵形至心形；托叶鞘膜质，棕色，抱茎。圆锥花序，花小而密；花被 5 裂，白色，外侧 3 片背部有翅。瘦果具 3 棱，黑色有光泽。生于山坡石缝间或路旁。分布于长江以南，全国各地有少量栽培。

秋冬叶枯萎时采挖，削去两端，洗净切片生用，为生何首乌；或用黑豆汁拌匀，蒸至内外皆呈棕褐色，晒干，为制何首乌。气微、味微苦而甘涩。药材以体重、质坚实、粉性足者为佳。性味甘苦、涩，微温，归肝、肾经，功专养血滋阴、润肠通便、补肝肾、益精血，主治血虚及肝肾阴虚导致头晕目眩、心悸失眠、腰膝酸软等症。

何首乌有养血益精、平补肝肾、乌须黑发的作用。李时珍《本草纲目》说，何首乌"此物气温味苦涩……"，所以能养血益肝，固精益肾，健筋骨，乌髭发，为滋补良药。不寒不燥，功在地黄、天冬诸药之上。

《本草备要》也记载，何首乌"补肝肾，涩精，养血去风"。现代营养学研究结果表明，何首乌具有降压作用。何首乌含锌量很高，以100g何首乌干品计，含锌量高达42.1mg，这是一般食物所无法比拟的。因此，经常适量服食何首乌可不断补充机体的锌缺乏，改善和提高人体锌/镉比值，这不仅可阻止动脉粥样硬化，而且可减少有害微量元素镉的积聚，并可从源头上降低或减少镉致原发性高血压病的发生率，有益于高血压的防治。

中西医学专家都认同，何首乌是益寿降压品，尤其适宜于中老年高血压合并高脂血症、动脉粥样硬化症患者长期服食。

首乌山甲汤

【组成】何首乌50g，黑豆50g，穿山甲肉250g，精盐、调味品各适量。

【用法】将穿山甲肉切碎，何首乌、黑豆洗净，共放砂锅内加清水约500ml，文火烧煮90min，至黑豆熟烂后加入精盐、调料调味即可。吃时连汤带肉一同吃下，亦可佐餐。

【功效】扶正祛邪，活血化瘀。适宜于冠心病、动脉硬化症等疾病的辅助食疗。一般月余即见成效。

☯ 绞股蓝，降脂减肥降压

绞股蓝，又名七叶胆，为葫芦科多年生蔓生草本植物绞股蓝的干燥根茎或全草。绞股蓝性味苦，寒，有清热解毒、平肝利胆、益气补脾等功效。经药物鉴定，以长江南岸、神农架、星斗山等地产

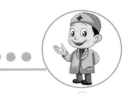

的绞股蓝质量为上乘。

　　我国明代的《救荒本草》就已正式记载了绞股蓝。但从明代上溯到春秋战国时期，绞股蓝一直只是被当作救荒充饥的野菜，只是意外地发现它还有清热止咳的作用。直到 1972 年 9 月，《人民日报》头版刊登了云南省曲靖地区中西医结合医疗小组用绞股蓝治疗老年慢性气管炎症，治愈率达 79％的消息，绞股蓝才一时引起了国内外医学界的极大关注，由此开始了对绞股蓝药用保健价值的广泛研究。绞股蓝含有的营养成分十分丰富，而且有很高的药用价值。绞股蓝主要的化学成分为绞股蓝皂苷，其基本化学结构为四环三萜的达玛烷型。目前已分离得到 80 多种皂苷。药理研究表明，20％、40％静脉给药能扩张犬外周血管，增加脑血流量；绞股蓝总皂苷 50mg/kg 静脉注射对麻醉的猫呈显著降压作用，维持时间在 30min 以上，且血压下降程度与剂量呈依赖关系。实验研究结果还表明，0.50％、0.25％绞股蓝水提物对大鼠血清和肝脏总胆固醇、三酰甘油都有明显的下降作用。

　　绞股蓝与人参相比，它不但含有与人参相同的有效成分——皂苷，而且适应证远比人参广泛，且无人参过量服用易产生的不良反应。目前绞股蓝已成为备受青睐的保健品，对中老年人来说，是尤为适宜的常备保健妙品。它无毒，能降血压，增加冠状动脉和脑血流量，还能降低血脂，因此，对防治高血压以及防止或减少高血压脑病如脑出血等均具有重要意义。服食绞股蓝的方法很多，其中使用剂型较多，将绞股蓝制成茶泡饮，亦可制成绞股蓝总苷片口服。在家庭食疗运用中，不但可制成茶、汁、粥、羹，而且可调配入汤饮、菜肴之中，尤其适宜于中老年人服食。

枸杞子，延年益寿

　　枸杞子，亦称杞子，异名枸茄子、血杞子、枸杞豆等，为茄科落叶灌木植物枸杞或宁夏枸杞的成熟果实。枸杞可谓全身是宝，集食疗、药用、养生、观赏于一体，备受历代文人学士和平民百姓的喜爱。

现代研究表明，枸杞子确实具有降血压的作用，枸杞叶的降压作用也十分明显。现代研究表明，枸杞子及枸杞叶（即"枸杞头"）的营养十分丰富，含有胡萝卜素、维生素 B_1、维生素 B_2、维生素 C 和烟酸等多种活性成分，还含有亚油酸、玉蜀黍黄素、甜菜碱、天仙子胺以及微量元素和氨基酸等，其中所含胡萝卜素非常高，以 100g 枸杞子（干品）食部计算，含胡萝卜素 $9750\mu g$，是绿茶的 2 倍左右，这是"补肝明目"作用的有力佐证。现代药理研究结果表明，以麻醉的家兔记录颈动脉血压，用 50% 枸杞子、果柄或叶的水提液 10ml/kg 十二指肠给药，或 50% 枸杞子、果柄水提液 2ml/kg、25% 枸杞叶水提液 2ml/kg 静脉注射，结果显示，枸杞子对正常家兔血压无显著影响，枸杞果柄和叶有显著降压作用，枸杞叶的作用又强于枸杞果柄。

枸杞头为枸杞的嫩茎叶，经实验研究表明，所含成分具有拟胆碱样作用，能引起兔的呼吸兴奋，血压降低。我国民间有"要得平肝风，枸杞常食用"的俗语，这是很有道理的。实际上，枸杞子和枸杞头已经是家庭常用的食疗、药膳的必备品。在筵席中，枸杞入馔成肴的多达几百种，其中有不少还是珍肴名点。

枸杞叶炒猪心

【组成】枸杞叶 250g，猪心 1 个，精盐、白糖、酱油、菜油、芡粉少许。

【用法】将猪心洗净，切成片；枸杞叶洗净备用。取菜油适量，烧至八成热时，倒入猪心，略加煸炒后，再放入枸杞叶，酌加精盐、白糖、酱油，待枸杞叶软后，勾芡，起锅盛盘。佐餐食。每日 1 次。

【功效】益精明目、养心安神。适用于中老年高血压而见失眠多

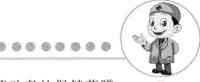

梦、头晕目昏、心悸健忘者食用。也可作为脑力劳动者的保健药膳。

☯ 菟丝子，补肾固精降压

菟丝子，又称菟丝，有金丝藤、吐丝子、豆须子等异名，为旋花科一年生蔓生植物菟丝子，或大豆菟丝子的成熟种子。菟丝子以其种子入药，味辛、甘，性平，归肝、肾经。有补肾固精、养肝明目等功效。《雷公炮炙论》记载，菟丝子"补人卫气，助人筋脉"。王好古《汤液本草》说，菟丝子"补肝脏风虚"。

现代研究表明，菟丝子含胆固醇、β-谷固醇、豆固醇、β-香树精及三萜酸类物质、树脂苷、糖类等；大豆菟丝子含 β-胡萝卜素、蒲公英黄质和叶黄素等成分。菟丝子对循环系统有明显的作用，菟丝子浸剂、酊剂可使离体蟾蜍心脏心率减慢，收缩振幅增加，并可使麻醉的犬的血压下降。我国中医研究院药理研究结果表明，菟丝子黄酮可增加小鼠心肌营养血流量，对实验性犬心肌缺血具有明显的预防和治疗作用，可减轻心肌缺血的程度和范围，并有改善缺血心脏血流动状况，增加冠脉血流量，减少冠脉阻力，使缺血心肌供血量增加的作用，同时减慢心率，降低血压。

菟丝子具有一定的降压作用，我国古代医家对此早就作过充分的肯定，如明代倪朱谟的《本草汇言》说："菟丝子，补肾养肝、温脾助胃之药也。但补而不峻，温而不燥，故入肾脏，虚可以补，实可以利，寒可以温，热可以凉，湿可以燥，燥可以润。非若黄柏、知母，苦寒而不温，有泻肾经之气；非若肉桂、益智，辛热而不凉，有动肾经之燥；非若苁蓉、琐阳，甘咸而滞气，有生肾经之湿者此也。"如《神农本草经》称其为"续绝伤，益气力，明目精，皆由补肾养肝、温理脾胃之征验也"。而且，历代医书中的延缓衰老方剂多以菟丝子为主而组方。

由此可见，菟丝子用于防治中老年高血压是有益的，对中老年高血压患者并发有冠心病、心绞痛者尤为适宜。

夏枯草，不可多得的降压茶

夏枯草，又称棒头草，有夏枯花、棒槌草等异名，为唇形科多年生草本植物夏枯草的带花的果穗。夏枯草性味苦辛、寒，归肝、胆经。有清肝火、散郁结等功效，主治头痛眩晕、目珠疼痛、瘰疬、瘿瘤等症，民间也有用全草治病的。

现代研究表明，夏枯草不仅能治疗淋巴结核，而且还能治疗肺结核等病症。我国出产的夏枯草还名扬世界，国外特别倚重夏枯草，有人将购进的夏枯草用于防治淋巴结核和甲状腺功能亢进症，并把冲泡的夏枯草茶作为款待宾客的高级饮料。

夏枯草含有芸香苷、金丝桃苷及以齐墩果酸为苷元的三萜皂苷；花序中含飞燕草素、矢车菊素和花色苷等，全草尚含熊果酸、咖啡酸，以及维生素 B_1、维生素 C、维生素 K 和鞣质、生物碱、氯化钾等无机盐成分。其中，所含皂苷及氯化钾等活性物质，有增强心肌功能、改善循环血流量、促使体内排除过量的钠潴留的作用，从而有助于降低血压。

杜仲，壮筋骨补肝肾

杜仲，又称丝连皮，为杜仲科落叶乔木植物杜仲的干燥树皮。杜仲性味甘、微辛，温，归肝、肾经，有补益肝肾、强壮筋骨等功效。杜仲是我国古代常用的延年益寿药物，它能益精气、强肾补肝、坚筋骨、强腰益肾。临床可治肝肾亏虚之腰胯冷痛、肾虚足软，老年人久服可使筋骨强健而动作不衰。杜仲树皮含杜仲胶 6%～10%，根皮含 10%～12%，为易溶于乙醇、难溶于水的硬性树脂。杜仲含钾量很高，约占 0.4%，折合每 100g 杜仲（即丝连皮干品）含钾量高达 400mg，此含量与枸杞子、大蒜等相当，补充大量钾离子不仅可治疗"痿痹瘫软"症，而且有助于促排体内过量积潴的钠，从而发挥降低血压的作用。

现代研究表明，杜仲树皮的提取物及煎剂对动物有持久的降压作用，用其浸膏 5ml（生药 1～2g）给麻醉的犬静脉注射后可产生显著的降压作用，并可持续 2～3h，呈"快速耐受"现象。杜仲的炮制与剂型对降压作用有一定影响，煎剂作用强于酊剂，炒杜仲的降压作用较生杜仲为大；而且，杜仲的水溶液、醇溶液、醚溶液及经过提纯物的各个成分如糖类、生物碱、桃叶珊瑚苷、绿原酸等给家兔静脉注射，均有不同程度的降压作用。杜仲降压的强度与动物原血压高度有着密切关系，原血压较高时，给药后降压程度也较大，若给药前血压低于 80mmHg 时，给药后往往观察不到降压反应。

杜仲脊骨汤

【组成】杜仲 10～15g，黑眉豆 10～15g，猪脊骨 250g。

【用法】将猪脊骨洗净和杜仲、黑眉豆一起置于砂锅中，加水煮至黑眉豆烂熟，调味后喝汤食豆。

【功效】补肝肾、活筋骨。适用于老年性高血压、关节炎、肾虚腰痛。

临床使用杜仲浸剂，能使高血压患者的血压有所降低，并改善头晕、失眠等症状。有资料报道，用不同浓度的杜仲酊治疗高血压患者，5%含量的 124 例，用 10%含量的 119 例，合计 243 例，治疗结果有效率为 50%。有人用杜仲叶和皮片剂治疗高血压 102 例，并进行了疗效对比观察。结果，杜仲叶降压总有效率为 78.7%，杜仲皮为 76.4%，差异不显著。

在食疗防治高血压的实际运用中，特别要注意的是，杜仲性温，阴虚火旺者慎服。

☯ 淫羊藿，更年期高血压的良药

　　淫羊藿，又名仙灵脾，有弃杖草、三枝九叶草等异称，为小檗科多年生草本植物，淫羊藿及箭叶淫羊藿等同属其他植物的全草。淫羊藿性味辛、甘、温，归肝、肾经。有温肾壮阳、强筋骨、祛风湿等功效。

　　淫羊藿茎叶含淫羊藿苷；叶含挥发油、黄酮苷、生物碱、固醇、卅一烷、木兰碱、多种木脂素、维生素 E 等成分。现代研究表明，淫羊藿具有降压作用：淫羊藿煎剂及水煎乙醇浸出液给兔（2.5ml/kg）、猫（2ml/kg）及大鼠（4ml/kg）静脉注射，均呈降压作用。其中以对兔作用最明显。猫十二指肠给二仙合剂（淫羊藿、仙茅、巴戟天、黄柏、知母、当归）6g/kg，30min 后血压开始下降，2h 后平均降低原水平的 30%。犬腹腔注射二仙合剂 6g/kg，血压立即下降，心脏指数减少，外周血管扩张作用不明显。二仙合剂对大白鼠神经型、肾型、睾丸切除型高血压具有显著降压作用，对大白鼠肾上腺烫伤型及卵巢切除型的降压不显著。经分析，二仙合剂中以淫羊藿和黄柏为主要降压成分。淫羊藿对心、脑血管有一定良性作用，能增加冠状动脉血流量，降低外周血管阻力，改善微循环，并能对抗垂体后叶素引起的急性心肌缺血性损伤的实验性心律失常，降低心肌耗氧量。淫羊藿可扩张周围血管，抑制血管运动中枢，从而起到降血压作用。

　　淫羊藿用于勃起功能障碍、遗精、筋骨痿软、风湿痹痛、麻木拘挛以及更年期高血压等均有较好的治疗效果，治疗妇女更年期高血压疗效尤其明显。因此，临床医师称淫羊藿是更年期高血压的良药。

高血压 传承老药方

在食疗运用中，淫羊藿的服食方法多种多样，或茶、饮、粥、羹，或入馔制成可口的菜肴、汤煲等。本品多用于肝肾阴虚或阴阳两虚等证，但阴虚火旺者禁用，这一点要引起注意。对于更年期高血压患者来说，用淫羊藿治疗是得当的，但每日用量不宜过大，以每日 10～12g 为宜。

葛根，解痉降压

葛根，又名甘葛。为多年生藤本，长达 10m。块根肥厚，叶互生；具长柄；顶端小叶的柄较长，叶片菱状圆形，先端急尖，基部圆形，两面均被白色伏短柔毛，侧生小叶较小。秋季开花，总状花序腋生；花密生；苞片狭线形，蝶形花蓝紫色或紫色；花萼 5 齿裂，萼齿披针形；雄蕊 10 个，子房线形，花柱弯曲。荚果线形，扁平，密被黄褐色的长硬毛。种子卵圆形而扁，赤褐色，有光泽。果期 8—10 月份。块根、叶花、种子分别入药。初春、晚秋采挖块根，洗净，刮去外皮，切片，晒干。

葛根性味甘、辛、平，有降压、解肌、除烦解渴的作用。临床上用葛根治疗高血压患者头痛、头晕或项背不适等症，常常取得较好的疗效。

葛根中含黄酮类化合物达 12%，其中主要有葛根素、葛根素木糖苷等；葛根还含有尿囊素、β-谷固醇、胡萝卜苷、色氨酸衍生物及其糖苷、氨基酸、花生酸等成分。据研究（葛根对血压和外周血管具有明显的作用，葛根对正常和高血压动物有一定的降压作用，静脉注射葛根浸膏、总黄酮和葛根素使正常麻醉的狗的血压短暂而明显地降低；葛根醇浸膏、总黄酮、葛根素等的降压作用不受阿托品的影响，还能降低血中儿茶酚胺的含量，从而发挥降压作用。

经临床应用，中药葛根对脑血管的扩张作用比冠状血管明显，有改善脑循环及外周循环作用，能使高血压患者异常脑血流图正常化。给高血压伴动脉粥样硬化患者肌内注射葛根总黄酮后，53％的患者脑血流图改善，表现为流入时间缩短，波幅和快流入段增加，血管阻力指数和流入时间指数减少，血流容积速度增加，波形好转；且其作用温和，并非单向扩张血管增加血流，而是使低幅波升高，高幅波降低，使异常波趋向正常。运用葛根防治高血压，不仅可降低血压，而且可以阻止或降低高血压脑病如脑出血等脑卒中的发生。

用葛根制剂（如愈风宁心片）治疗伴颈项强痛的高血压222例，改善症状有效率为78％～90％；用葛根总黄酮每日100mg，分2次服用，连服8周，治疗高血压伴颈项强痛病症，发现症状改善明显。笔者在临床对高血压伴头痛、项背不舒的患者常推荐此食疗方，经观察，服食葛根粉后降压作用持久，无任何不良反应，且口感良好，易于为中老年高血压患者接受。

由此可见，葛根具有扩张血管、改善循环、降低血压等多种作用，可作为防治高血压、冠心病、脑供血不足的重要药膳原料，亦可作为营养保健食品。高血压、冠心病患者每日服食量以10～15g为宜。名医张元素说："不可多服，恐损胃气"。《本草正》也认为，葛根"其性凉，易于动呕，胃寒者所当慎用"。这些提醒，人们应予以重视。

高血压 传承老药方

第七章
家庭药膳降血压

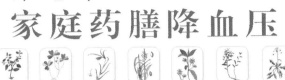

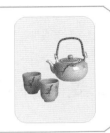

☯ 葛根粳米粥

【组成】葛根粉 30g，粳米100g。

【用法】先将葛根洗净切片，磨面取淀粉，晒干备用。粳米淘洗干净，加入葛根粉 30g，加水适量，同煮为粥。

【功效】葛根中提取的黄酮苷能扩张脑及心脏血管，增加脑和冠状血管的血液流量，并有降低血糖的作用。用于高血压引起的头痛、项背强痛及冠心病引起的心绞痛有一定疗效。

【宜忌】孕妇不宜食用；出血性疾病慎用。

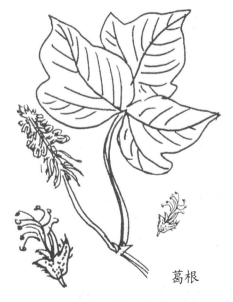

葛根

☯ 天麻钩藤茶

【组成】天麻 5g，钩藤 6g，绿茶 10g。

【用法】将天麻、钩藤洗净，加水适量，煎煮 2 次，去渣；以其汁液冲泡绿茶，盖严浸泡 5～10min 即可。每日 1 剂，代茶饮用。

【功效】平肝、息风、镇静。用于肝阳上亢之高血压、头晕目眩、神经衰弱、四肢麻木等。

☯ 麦冬芹笋

【组成】麦冬 10g，芹菜 150g，嫩竹笋 150g。

【用法】麦冬先蒸熟，芹菜切成半寸左右，嫩竹笋切片，入油锅炒熟，同时加入盐、味精等调味品即成。佐餐食。

【功效】有养阴清热、降低血脂、血压的作用。

☯ 清脑羹

【组成】干银耳 50g，炙杜仲 50g，冰糖 250g。

【用法】①将炙杜仲煎熬 3 次，收取药液 4000ml 待用。②银耳用温热水发透，择去杂质，揉碎，淘洗干净。冰糖用水溶化后，置文火上熬至色微黄时过滤待用。③取一洁净的锅，倒入杜仲汁，下入银耳，并视银耳涨发情况可以再加适量清水，置武火上烧沸后，移文火上久熬至银耳熟烂，3～4h，再冲入冰糖水熬稠即成。

【功效】杜仲有补肝肾、降血压的作用。故本品适用于脾肾两虚型高血压，症见头昏、耳鸣、失眠、腰膝酸痛等。

☯ 陈皮炒兔肉

【组成】净兔肉 500g，陈皮 20～25g，酱油、精盐、料酒、淀粉、葱丝、姜丝各适量。

【用法】①将陈皮剪成粗颗粒，加适量水文火煎煮约 30min，纱布滤取药液，再加水煎煮约 20min，滤取药液，2 次煎液合并，浓缩至约 30ml 备用。②兔肉洗净，切大块投入开水中烫一下，切成小长条，置锅中加适量水及葱段、姜片、精盐煮熟备用。③将陈皮浓缩液和酱油、淀粉对成汁；锅内加花生油少许，烹入葱丝、料酒，加入兔肉翻炒，倒入已兑好的汁液拌炒均匀即成。佐餐食。

【功效】高血压和动脉硬化患者如能经常服用，可预防脑血栓形成。

银叶红枣绿豆汤

【组成】鲜银杏树叶 30g（干品为 10g），大枣 10 枚，绿豆 60g，白糖适量。

【用法】①将绿豆择去杂质，洗净；银杏树叶洗净；切碎；大枣用温水浸泡片刻，洗净备用。②将切碎的银杏树叶放入砂锅内，加水 2 碗，文火烧开 20min，捞弃树叶，加入大枣、绿豆、白糖 1 匙，继续煮 1h，至绿豆熟烂（如水不足可中间加水）即可。当点心食之，每次 1 小碗，每日 2 次。

【功效】养心气、补心血、降血压、解暑热。适用于防治高血压和冠心病发作。

【宜忌】夏季炎热食之最宜。

夏枯草煲猪肉

【组成】夏枯草 20g，瘦猪肉 50g。

【用法】将夏枯草、瘦猪肉（切薄片），文火共煲汤。每日服 2 次，吃肉，饮汤。

【功效】清肝热、散郁结、降血压。适用于高血压，肺结核低热者久服亦有效。

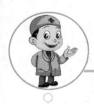
☯ 海带莲藕粥

【组成】海带 30g，莲藕 50g，粳米 100g，盐 3g。

【用法】先将海带用水泡发，再将海带、莲藕切碎，与粳米一起加清水煨粥。每 2～3 日食用 1 次。

【功效】软坚散结、降血脂。用于防治冠心病、高血压、动脉硬化辅助治疗。患有冠心病、高血脂、高血压、动脉血管硬化的患者可长期食用。

☯ 银耳杜仲熬灵芝

【组成】银耳 20g，炙杜仲 20g，灵芝 10g，冰糖 150g。

【用法】将银耳泡入水中发透，去除杂质、去蒂。将炙杜仲，灵芝洗净，加入 2000ml 清水煎熬至 1000ml 左右，取汁。

将银耳放入锅内，加清水适量，置文火上熬至微黄色，加入杜仲、灵芝药汁，以文火熬至银耳酥烂成胶状，再加入冰糖，调匀即可食用。早、晚各温服 1 小汤碗，久服有效。

【功效】扶正固本、强心健脑、抗衰延年。适用于中老年人脾肾两虚型高血压患者食用。

☯ 香菇酒

【组成】干香菇 50g，柠檬 3 枚，蜂蜜 250g，白酒 1800ml。

【用法】将柠檬洗净，带皮切片；香菇去杂洗净，放入酒坛内。加入蜂蜜、白酒，密封，置于阴凉处储存，每日摇荡 1 次；30 日即成。每次服 15～20ml，每日 2 次。

【功效】降血压、降血脂、增进食欲。适用于高血压、高脂血症等。

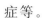 双地菊花酒

【组成】地骨皮、生地黄、甘菊花各 50g，糯米 1500g，酒曲适量。

【用法】将地骨皮、生地黄、甘菊花放入砂锅内，加水漫过药面 10cm，煎取浓汁，再与淘洗干净的糯米煮成米饭，候冷，加入酒曲，拌匀，置于洁净容器内，密封，保温发酵 4～6 日，滤取酒液，装瓶即成。每次服 10～20ml，每日 3 次。

【功效】滋阴养血、补身延年。适用于高血压眩晕、中老年体弱、目暗多泪、视物模糊等。

芹菜炒香菇

【组成】芹菜 400g，香菇（水发）50g，食盐、醋、干淀粉、酱油、味精、菜油各适量。

【用法】①芹菜择去叶、根，洗净，剖开切成约 2cm 的长节，用盐拌匀约 10min 后，再用清水漂洗，沥干待用。香菇切片，醋、味精、淀粉混合后装在碗里，加水约 50ml 对成汁待用。②炒锅置武火上烧热后，倒入菜油 30g，待油炼至无泡沫冒青烟时，即可下入芹菜，煸炒 2～3min 后，投入香菇片迅速炒匀，再加入酱油炒约 1min 后，淋入芡汁速炒起锅即成。

【功效】芹菜、香菇营养丰富，味道鲜美，前者尚能平肝清热，后者又可益气和血。两者炒食，用于肝阳上亢之头痛、眩晕，有较好疗效。研究表明，芹菜含较多的维生素 P、钙、磷等成分，有镇静、降压、保护血管、促进骨骼生长等作用。故本方可作高血压、

动脉硬化、高脂血症、神经衰弱等患者之膳食。

天麻鱼片

【组成】天麻 15g，青鱼 300g，水发黑木耳 100g。

【用法】①天麻加少许清水（以能将天麻盖没为度），隔水蒸 30min。然后将天麻切成 2cm 宽、3cm 长的薄片，备用。②把洗净的鱼切掉头尾，从背部剖开，一分为二，去掉骨头和皮。取 300g 鱼肉用斜刀切成薄片。在鱼片里加 10ml 黄酒，少许盐和味精，拌匀；再放入 1 只蛋清，拌匀；最后放少许干淀粉，调匀。这叫"上浆"，能使鱼片的肉质滑嫩。③把上过浆的鱼片放到三成热的油里滑炒，待鱼片一变颜色，即出锅备用。④在炒锅里放少许油，投入葱花和姜末煸香，再放黑木耳煸一下，加 150ml 鲜汤、15ml 黄酒、少许盐和味精，炒匀烧开。然后把鱼片和天麻放进去略煮片刻，再加少许淀粉勾芡，淋些麻油即可。

【功效】适用于偏头痛、高血压引起的四肢麻木、失眠。

黑木耳煮柿饼

【组成】柿饼 2 个，黑木耳适量。

【用法】柿饼洗净去蒂，黑木耳泡后摘洗干净。两者同放入锅内，煮至熟烂，加精盐、味精调味即成。吃半碗即可，连吃 20 天。

【功效】尤适用于高血压、动脉硬化等症。

☯ 银夏茶

【组成】金银花 9g，夏枯草 30g。

【用法】将药材挑拣干净，用沸水冲泡 30min，待温凉后可当茶水饮用。

【功效】可降血压，尤其对治疗肝热、肝阳上亢型的高血压（有口干口苦、脸红目赤、头痛眩晕等症状）效果更好。

【宜忌】因银花与夏枯草的药性偏寒凉，身体衰弱、脾虚胃弱者慎用。

☯ 天麻炖甲鱼

【组成】甲鱼 1 只（约 450g），天麻片 15g，葱、姜、蒜、黄酒、麻油、食盐适量。

【用法】将甲鱼宰杀，沸水稍烫后刮去泥膜，挖净体内黄油，用甲鱼胆在壳背上涂 1 周，腹盖向上置器皿中；天麻片、葱、姜覆盖其上，加黄酒适量，加盖后隔水炖 1.5～2h。佐餐食，食时蘸麻油或随喜好调制蒜泥等调味汁水。

【功效】滋养肝肾、平肝潜阳、活血散瘀。适用于高血压、肝炎等病症。

☯ 菊花肉片

【组成】瘦猪肉 500～600g，鲜菊花瓣 100g，鸡蛋 3 只，精盐、料酒、味精适量。

【用法】①轻轻洗净菊花瓣；猪肉洗净切成片，将鸡蛋打入碗中，加入料酒、精盐、淀粉调成糊状物，投入肉片拌匀备用。②将肉片入油锅炸熟；锅内留油少许，投入葱、姜拌炒片刻，加入熟肉片、清汤、菊花瓣翻炒均匀，以味精调味拌炒几下即成。佐餐食。

【功效】祛风清热、平肝明目。本品适用于降低血压、扩张冠状动脉、改善心肌供血状况，可作为高血压、冠心病患者常用的膳食。

☯ 麻油芹菠菜

【组成】新鲜菠菜和芹菜各 250g，麻油 30ml，精盐、味精各适量。

【用法】将菠菜、芹菜去老叶及根，洗净切段，放沸水中烫 2min，捞出，放小盆中加入麻油、盐及味精，拌匀即成。主食进餐。

【功效】滋阴清热、平肝息风。适宜于高血压，症见头晕头痛、面赤口渴、心烦易怒、大便秘结等的辅助食疗。

【宜忌】菠菜与芹菜要鲜嫩。不宜同时食鳝鱼。

☯ 竹笋槐花煎

【组成】鲜竹笋 50～100g，夏枯草 20g，槐花 15g，蜂蜜 30g。

【用法】将鲜竹笋去皮，切薄片，放入清水中浸泡去苦味，将夏枯草、槐花洗净，放入锅内同时煎煮。

【功效】清肝泻火、利尿通便。用于高血压辅助治疗。

【宜忌】脾胃虚寒不宜食用。

高血压传承老药方

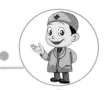

☯ 番茄拌牛肉

【组成】番茄 250g，牛肉 100g，麻油 2ml，盐 1g，酱油 5ml，白糖 10g。

【用法】番茄洗净切片。牛肉洗净切成薄片，放入炖盅内，置武火隔水蒸 20min，取出加入番茄片、麻油、盐、酱油、白糖即可食用。

【功效】补气强筋骨、降低毛细血管通透性。用于高血压辅助治疗。

☯ 水芹炒肉丝

【组成】水芹 250g，猪瘦肉 150g。

【用法】水芹切段，猪瘦肉洗净切丝，葱切片。武火起锅，煸炒肉丝，再依次放入葱片、水芹段、酱油、精盐，再炒 3min 即可。单食或佐餐。

【功效】清肝火、降血压。治疗高血压、头痛头晕、心烦易怒、口干口苦、舌质红、舌苔发黄等症。

☯ 芹菜豆腐羹

【组成】芹菜 100g，豆腐 200g，冬菇 2 个。

【用法】芹菜洗净，用开水氽熟沥干，切成末，豆腐切成小片，冬菇泡发，洗净，切成丁。炒锅加油，烧至七成热，加入鲜汤，豆腐片、冬菇丁、姜末、食盐、芹菜丁，煮沸 3min，加味精勾好芡，淋上麻油，去火即可。

【功效】清热利水、降压止血。治疗高血压、冠心病、尿血等症。

核桃仁拌芹菜

【组成】核桃仁 50g，芹菜 300g，精盐 2g，味精 1g，香油 5g。

【用法】①先将芹菜洗净切成丝，用沸水焯片刻，再用凉水冲一下，沥干后加精盐、味精、香油入盘备用。②将核桃仁用开水泡后剥去外皮，用开水再泡 5min 后取出放在芹菜上，吃时拌匀。佐餐食。四季均可食用。

【功效】本品具有降低胆固醇及血压和润肠通便之功效。适宜于高血压、冠心病、便秘等症。

海蜇荸荠

【组成】海蜇 120g，荸荠 360g。

【用法】将海蜇漂净，将荸荠洗净连皮用，加水 1000ml，熬取250ml。喝汤吃海蜇、荸荠。空腹顿服，或分早、晚 2 次服食。

【功效】降压利尿。适用于各期高血压。

荠菜豆腐羹

【组成】嫩豆腐 200g，荠菜 75g，胡萝卜 25g，水发冬菇 25g，熟笋 25g，水面筋 50g，精盐、味精、姜末、麻油、生油、水淀粉、鸡汤各适量。

【用法】①嫩豆腐切成小丁；水发冬菇切小丁；胡萝卜洗净，入开水氽熟后，切成小丁；荠菜洗净，去杂，切成细碎；熟笋和面筋也切成小丁待用。②炒锅下生油，烧至七成热，加鸡汤、精盐、豆腐丁、冬菇丁、胡萝卜丁、熟笋丁、面筋、荠菜，再加入姜末、味精烧开后，用水淀粉勾芡，出锅前淋上麻油，装入大汤碗即成。

【功效】豆腐为高植物蛋白食品。含有丰富的氨基酸，具有清热、利水、补中益气的作用。配以清热解毒、止血、降压的荠菜，其清热利水、降压的功效提高，常作为高血压、高血脂、冠心病等患者的保健食谱。

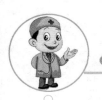

第八章
中医特色疗法

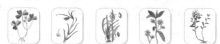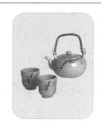

涌泉穴贴敷降血压

涌泉穴，俗称脚心，位于足底前 1/3（不包括脚趾）、中 1/3 交界处，第二、三趾关节后方。涌泉穴是足少阴肾经的井穴。肾主纳气，调节全身气机。现代医学研究证明，刺激涌泉穴可改善机体循环，提高免疫力。因此足心敷药能降血压，而且安全、简便、无不良反应，疗效显著。以下涌泉穴中药敷贴方对于高血压具有很好的疗效，但需在医生的指导下使用。

中药敷贴方一

【组成】吴茱萸 30g。

【用法】研细末用醋调糊状，敷于双足心（涌泉穴），外用纱布包扎固定，24h 换药 1 次。

【功效】主治高血压。

【备注】一般敷药 12～24h 后，血压即开始下降。

中药敷贴方二

【组成】吴茱萸 46g，硫黄、面粉各 16g。

【用法】研细末均匀，酒炒热。包足心，用男左女右法。

【功效】主治高血压。

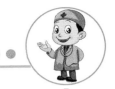

中药敷贴方三

【组成】吴茱萸、肉桂各等份。

【用法】共为末，敷足心。

【功效】主治高血压。

中药敷贴方四

【组成】吴茱萸 31g，生姜 3g。

【用法】共为末，酒炒热，包患者两足心。

【功效】主治高血压。

☯ 脐外敷降压方

　　药物贴脐降压法是一种古老的治病方法，它是中医外治方法之一。这种治疗方法是以中医经络理论为依据，运用相应的药物敷于肚脐之上，利于药物对肚脐的刺激和药理作用，以疏通经络，加强气血运行，调整脏腑功能，从而达到调整血压的目的。

降压散填脐法

【组成】吴茱萸 30g，川芎 30g，白芷 30g。

【用法】诸药混合研为细末，过筛，装入瓶内，密封备用。

【用法】取药末 15g 以脱脂棉包裹如小球状，填入患者脐孔窝内，以手往下压紧，外以纱布覆盖，胶布固定之。每天换药 1 次，10 日为 1 个疗程。

【功效】主治原发性高血压。

降压饼贴脐法

【组成】吴茱萸、肉桂、磁石各 30g。

【用法】诸药混合研为细末，密封保存。用时每次取末 5～10g，调蜂蜜使之软硬适度，制成药饼 2 个备用。

【用法】取药饼三个分别贴于患者脐中（神阙穴）、涌泉穴上，用胶布固定，再以艾条悬灸 20min，每日 1 次，10 次为 1 个疗程。

【功效】主治原发性高血压。

☯ 中药足浴降血压

中药足浴是一种药浴，对健康有着积极的作用。它作为高血压患者的保健项目之一，现在已日益被人们认识，而且这种简便的养生保健法具有广泛的适应性。对于高血压患者而言，中药浴足是一种良性刺激，它直接针对足部反射区进行热透作用，因而简便易行，经济实惠。中药浴足适合每个家庭和各年龄段的人，每晚临睡前进行中药热浴双足 20min，能改善睡眠，使人保持充沛的精力。中药浴足能将治病和保健融为一体。当用药物浴足来治疗某种疾病时，除特定的反射区接受热透作用和药物作用外，其他反射区也接受了这两种作用，因而相应的脏腑也就得到了保健。所以，足部药浴法是"治病于现在，防病于未然"的好方法。

足浴方之一

【组成】钩藤 20g。

【用法】钩藤切碎，加少量冰片，用布包好。

【用法】每天晨起与睡前将布包放入盆内，加温水浴足。每次 30min，可不断加热水以保持水温，10 日 1 个疗程。

【功效】主治肝阳上亢，头晕头痛。尤善治肝火内盛，目赤肿痛。此外，近年又常用于肝热阳亢型高血压。

足浴方之二

【组成】夏枯草 30g，桑叶 15g，钩藤 20g，菊花 20g。

【用法】煎水。

【用法】每日浴足 1 次，每次 15～30min。

【功效】常用于肝热阳亢型高血压。

足浴方之三

【组成】桂枝 15g，桑枝 30g，桑叶 15g。

【用法】水煎取汁混入水中。

【用法】每日 1 次，每次 1 剂，浴足。

【功效】清热平肝，活血通脉。适用于高血压头痛、头晕、耳鸣。

足浴方之四

【组成】磁石、石决明、党参、黄芪、当归、桑枝、枳壳、乌药、蔓荆子、蒺藜、白芍、炒杜仲、牛膝各 6g，独活 18g。

【用法】上述中药水煎取汁。

【用法】浸泡双足，每日 1 次，每次 1h，10 日为 1 个疗程。

【功效】降血压，治高血压。

☯ 足部按摩降血压

中医经络学指出，足心是肾经涌泉穴的部位，手心是心经劳宫穴的部位，经常用手掌摩擦脚心，有健肾、理气、益智、交通心肾，使水火相济、心肾相交，有防治失眠、多梦等功效，对高血压也有很好的疗效。因为足部与全身脏腑经络关系密切，承担身体全部重量，故有人称足是人类的"第二心脏"。有人观察到足与人整体的关系类似于胎儿平卧在足掌面，头部向着足跟，臀部朝着足趾，脏腑即分布在跖面中部。根据以上原理和关系，刺激足穴可以调整人体全身功能，治疗脏腑病变。人体解剖学表明，足上的血管和神经比身体大多数部位多，无数的神经末梢与头、手、身体内部各组织器官有着特殊的联系。所以，单纯对足底加以手法按摩，就能治疗许多疾病。另外，拿捏大蹈趾同样可起到降压的作用，方法是：大蹈趾是血压反射区，用手上下左右旋转揉搓它即可。在血压突然升高时，立即用手指甲掐在大蹈趾与趾掌关节横纹正中央，约 2min 血压便会下降。

足部按摩的力度要适当，在找准敏感点或得气点后，即受术者局部有酸、麻、胀、痛的感觉。力度因人因病而异，并要保持均匀、流畅和有节奏，即按摩时慢慢按压、缓缓抬起，流畅而有节奏，忌忽快忽慢、忽轻忽重。同时还应掌握补泻手法，按照传统医学"虚者补之，实者泻之"的治疗原则，对病情属实证、体质较好的受术者可采用较强力度的手法，对病情属虚证、体质较弱的受术者则采用较轻柔的手法。

☯ 卵石行走降压

俗话说："双脚如树根，治脚治全身。"运用卵石摩脚来刺激皮肤神经末梢感受器，通过中枢神经起到调节内脏器官的作用，达到促进血液循环，加速新陈代谢，以预防和治疗疾病。足踩鹅卵石对Ⅰ、Ⅱ期高血压患者有益，患者可赤足在凹凸不平的鹅卵石小径踩踏或小步跑；亦可用布袋装上小半袋鹅卵石，平放在地上赤脚在上面来回不停地踩踏；或者用挑选过的鹅卵石，固定在 $0.5m^2$ 的湿水泥上，制成鹅卵石水泥板，赤脚在上面有节奏地踩踏。踩踏鹅卵石的时间一般安排在早、晚进行，每次 15min 以上，踩踏时需防止跌倒，天凉时要防止感冒。

☯ 头部按摩

中医学认为"头为诸阳之会"，人体十二经脉和奇经八脉都聚会于头部，头部就有几十个穴位。正确的按摩与日常养成一些良好习惯对高血压患者可以起到意想不到的保健作用，同时可以解除高血压病引起的头晕等症状。

①推发降压。一是两手虎口相对分开放在耳上发际，示指在前，拇指在后，由耳上发际推向头顶，两虎口在头顶上会合时把发上提。反复推发 10 次，操作时稍用力。此外，两掌自前额像梳头样向脑部

按摩，至后颈时两掌手指交叉以掌根挤压后颈，有降压的作用。二是两手示指自印堂穴向上延眉梢左右向外按摩至两侧太阳穴，并揉摩拍击印堂、太阳穴各十几次，并按摩风池等穴各十几次，能缓解高血压引起的头晕、头胀、头痛。

②叩头降压。双手十指分开成半屈状，用指端由前发际向后叩击，反复叩击 12 次，叩时要用力均匀并稍用力。也可用右手（左手也可）五指并拢，用掌指击百会穴 36 次。要求击时手掌动作要半起半落，力量尽可能均匀。此法可以缓解高血压的头部症状。

【专家提醒】

按摩手指甲根部的方法是：在手的大拇指的指甲根部，以另一只手的拇指与示指夹住，转动的揉搓，然后自指甲边缘朝指根方向慢慢地揉搓下去，勿用力过度，吸气时放松，呼气时压，尽可能于早起、午间、就寝前做 3 次，这样可使血管扩张，血压下降。

☯ 耳部按摩

降压保健操效果明显，按摩时穴位要准确，以局部酸胀、皮肤微红为度。Ⅰ、Ⅱ期高血压患者每天持续做 2～3 遍，可达到降压、清脑、宽胸、安神等功效。近年来，耳穴按摩疗法已经证实有一定的稳定血压作用。耳穴按摩疗法可以预防高血压，对轻度高血压具有良好的治疗效果，还对中度和重度高血压具有良好的辅助治疗作用。中医学认为"耳为宗脉之所聚"，十二经脉皆通于耳，人体某一脏腑和部位发生病变时可通过经络反映到耳郭相应点上。耳背有一"耳背沟"，位于耳郭背面，由内上方斜向外下方行走的凹沟处，因其有稳定血压的作用，故亦称"降压沟"。

取穴：降压沟、降压点、肝穴、肾穴、内分泌穴、肾上腺穴、耳轮部、耳背部。

按摩方法：用白虎下山手法（以双手示指或示指及中指之指腹，从上而下按摩双耳背之降压沟，本法由上而下按摩，形如白虎下山之势而得名。）按摩位于耳背的降压沟6min，频率为每分钟约90次，以红热为度；捻耳轮部6min，频率为每分钟约90次，重点捻耳尖；掌擦耳背部，频率为每分钟约120次；其余穴位用耳压法贴王不留行治疗，每次轮替选用3～4个穴位，左右耳交换治疗。如是轻型高血压患者，贴丸后每日早、晚2次按压即可，如是中型或重型患者应适当增加按压次数。还可配足底涌泉穴，掌擦涌泉穴5min，频率为每分钟约180次。高血压患者特别要注意的是按摩耳背下耳根有升压作用。

☯ 刮痧疗法降血压

　　刮痧疗法系起源于民间的中医外治法，它借助各种器具作用于人体体表的经络穴位等特定部位，进行刮、提、推、擦。这种良性刺激通过经络的传导作用，激发机体内部器官之间的相互协调，达到平衡阴阳、通畅气血、疏通经络、增强脏腑功能、扶正祛邪、治疗疾病、促使病体康复等目的。各种刮痧方法可以增强血液循环，改善微循环状况，改变血管紧张度，使血管扩张；并可调节神经功能，解除精神紧张。现代医学研究还发现，刮痧疗法对循环中枢有一定的镇静作用。有学者认为，刮痧疗法所引起的局部皮下瘀血，是一种自体溶血现象，这种良性刺激过程，可以通过向心性神经作用于大脑皮质，继续调节大脑的兴奋与抑制过程的平衡。以上研究成果提示了刮痧疗法促使血压下降和改善高血压自觉症状的作用机制。

　　（1）刮痧的部位及方法。

　　①取颈椎两侧，进行直线刮治，以局部皮肤出现紫红出血点、出血条为度。

　　②取额部两太阳穴，进行局部平行刮治，以出现紫红出条为度。

　　③取眉中印堂穴、颈项部风池穴，进行提捏，以局部出现潮红或微微紫红为度。

　　④取脊柱及背部两侧膀胱经，进行刮治或刮痧，以局部出现充

高血压 传承老药方

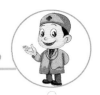

血斑点或斑块为度。

⑤取肩部及肩井穴，进行刮治或刮痧，以局部出现充血斑点为度。

⑥取上肢背部及曲池穴，进行刮治或刮痧，以局部出现充血斑点为度。

⑦取足三里、三阴交穴，进行直线刮治，以局部出现充血紫斑为度。

⑧取太冲穴，进行刮治或点揉，以局部出现充血斑点为度。

（2）刮痧的时间与疗程。以上8种方法和刮痧部位，可分为两组，轮换使用，一般每个部位刮15～20次，每次15min。手法不宜过重，以患者能耐受为度，尤其初次治疗时间不宜过长，手法不宜太重。第2次刮治应间隔5～7日。如刮治部位痛感已消除，3～5日后也可施行第2次刮治。一般10次为1个疗程，间隔10日后可进行下一个疗程的刮治。

🔵 导引疗法

导引是我国特有的一种健身术，通过身形、气息、意念的锻炼，以充实肺腑之气，活跃经络之气，从而达到改善体质，防病治病的目的，其主要特点是强调调身、调息、调心的有机结合。导引的流派很多，可分为静功、动功两类，治疗高血压的常用导引疗法有：周天运行功、松静养心功、吐纳导引术、铜钟功。老年高血压者可任选上述疗法中的一种，每日早晨、上午、下午、晚上各练1次功，共4次，每次20～30min，后可延至40～60min；如果有工作的人可每日早、晚各练功1次。

在进行导引锻炼时应注意以下一些问题：运动量不可过大，可根据病情、年龄、身体素质的不同选择相应的功法和时间。提倡集体练功，既可相互照顾，又有利于医生的观察和指导。练功要循序渐进，功量由小到大，不可急于求成。练功过程中的最高心率不得超过120/min，注意练功前后的血压和心率变化。保持心态平和，做好练功前的准备工作，包括环境、衣着等。练功时间不宜过长，应随身携带急救盒，若出现胸闷、气促、心绞痛等症状，应立即终止练功，并含服硝酸甘油，必要时去医院进一步诊治。高血压急诊未恢复者、心力衰竭、严重心律失常或心绞痛反复发作者不宜练功。不宜在饥饿、饱餐和情绪不稳定时练功。正确掌握练功要领：松静自然、动静结合、练养相兼、意气相依、准确活泼、循序渐进。

☯ 练习放松降压功

（1）姿势：大多采取坐式或站式。

自然盘膝坐：臀部着垫，双小腿交叉压于大腿之下盘坐，足掌向后、向外；头颈及躯干端正，臀部稍向后，以便于含胸、颈部肌肉放松，头微前倾，双眼轻闭，双上肢自然下垂，双手4指上下互握，也可将一手置于另一只手的手心上，放在小腹前的大腿上。

单盘膝坐：双腿盘坐，左小腿置于右小腿上，左足背贴在大腿上，足心朝上，或右小腿置于左小腿上，右足背贴于左大腿上，足心朝上。

双盘膝坐：双腿盘坐，双小腿交叉，右足置于左大腿上，左足置于右大腿上，双足心朝上。

站式：自然站立，双足平行分开，与肩同宽，足尖向前，膝关节微屈，脊柱正直，头部微微前倾，双眼轻闭，松肩垂肘，小臂微屈，双手拇指与4指自然分开，如捏物状，置于小腹前，也可将小臂稍稍抬起，双手置于胸前如抱球状。

自由式：不要求有固定姿势，在工作疲劳或精神高度集中之后，可就地不拘任何姿势，进行调整呼吸及意守丹田。

（2）呼吸

静呼吸法：即自然呼吸法，不改变原来的呼吸习惯，也不用有意识注意呼吸，任其自然。此法对初学气功及年老体弱的高血压患

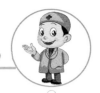

者比较适合，餐前餐后均可进行。

深呼吸法：即深长的混合呼吸法，吸气时胸腹均隆起，呼气时腹部凹陷。通过呼吸练习，使呼吸达到深长、静细、均匀之程度。

逆呼吸法：吸气时胸部扩张，腹部同时向里回缩；呼气时胸部回缩，腹部往外凸。逆呼吸的形成要由浅入深，循序渐进地进行。

以上三种呼吸方法，均要求用鼻呼吸，舌尖轻轻抵住上腭进行。

（3）意念：本功法意守部位有气海、膻中、印堂、丹田、涌泉或某一外景。用于高血压治疗，坐式一般意守丹田，站式一般意守涌泉。

民间偏方疗法

菊花代茶饮治高血压

【组成】菊花 30g，白糖 15g。

【用法】将菊花、白糖放入杯内，用沸水冲沏，代茶饮。每日1剂。

【功效】平肝清热，祛风解毒。用于治疗肝阳上亢型高血压，症见头痛头晕，烦躁易怒，面红目赤，尿黄口苦，舌红苔黄，脉弦数有力。

海带绿豆汤治高血压

【组成】海带 60g，绿豆 150g，红糖适量。

【用法】将海带、绿豆按常法煮汤，加入红糖即成。每日1剂。

【功效】平肝清热，滋阴利水。用于治疗肝肾阴虚型高血压。

木耳大枣粳米粥治高血压

【组成】黑木耳 30g，大枣 12 枚，粳米 100g，冰糖 30g。

【用法】将黑木耳用清水泡发，去杂洗净，撕成小块，然后与洗净的大枣、粳米一同入锅，加水煮粥，熟后调入冰糖末即成。每日1剂，2 次分服。

【功效】补中益气，活血润燥，凉血止血。用于治疗脾胃虚弱、高血压等。

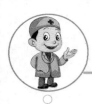

芹菜粥治高血压

【组成】鲜芹菜（连根）120g，粳米100g。

【用法】将芹菜洗净切碎，备用。粳米洗净后加入锅内，加水煮粥，快熟时加入芹菜末，再煮3～5min即成。

【功效】平肝清热，祛风利湿，养神益力。用于治疗高血压、糖尿病等。

沙参麦冬葛根粥治高血压

【组成】沙参20g，麦冬20g，葛根25g，粳米100g。

【用法】将前3味共研细末，备用，粳米洗净入锅，加水煮粥，熟后调入药末，再煮二三沸即成。每日1剂，2次分服。

【功效】养阴润燥，退热解郁。用于治疗高血压。

降压玉米粥治高血压

【组成】车前子15g，玉米粉120g。

【用法】先将车前子水煎去渣，再加入用清水调匀的玉米粉，煮沸1～2min即成。每日1剂。

【功效】清热通淋，降脂降压。用于治疗高血压、高脂血症等。